Mappe Mentali per Donne con ADHD Adulta

Sfrutta tutto il Potenziale del tuo Cervello e potenzia il tuo Viaggio nell'ADHD

MARGOT PEARSON

Tabella dei Contenuti

Introduzione

Messaggio di benvenuto

Benvenuti a "Mappatura mentale per donne con ADHD adulta: sfruttare tutto il potenziale del cervello e potenziare il percorso con l'ADHD". Questo libro è un lavoro d'amore, nato dalle mie esperienze e dalle mie lotte con l'ADHD. La mia sincera speranza è che attraverso queste pagine troverai gli strumenti e l'ispirazione necessari per affrontare il tuo viaggio nell'ADHD con sicurezza e chiarezza. Che tu abbia una nuova diagnosi o che convivi con l'ADHD da anni, questo libro mira a fornirti strategie pratiche, incoraggiamento sincero e una comunità solidale.

Breve introduzione allo scopo del libro

Lo scopo di questo libro è dare potere alle donne con ADHD introducendole al potente strumento delle mappe mentali. La mappatura mentale non è solo una tecnica; è un modo di pensare trasformativo che può aiutarti a organizzare i tuoi pensieri, gestire il tuo tempo e raggiungere i tuoi obiettivi. Per le donne con ADHD, che spesso si destreggiano tra più ruoli e responsabilità, la mappatura mentale offre un metodo strutturato ma flessibile per sfruttare tutto il potenziale del nostro cervello unico.

Questo libro è progettato per:

- Informarti sull'ADHD e sul suo impatto sulle donne
- Spiegare il concetto e i vantaggi della mappatura mentale
- Fornire applicazioni pratiche delle mappe mentali in vari aspetti della vita
- Condividi storie di successo nella vita reale di donne che hanno beneficiato della mappatura mentale
- Offri una guida passo passo per aiutarti a iniziare e mantenere la pratica della mappatura mentale

Alla fine di questo libro avrai una conoscenza completa di come utilizzare le mappe mentali per migliorare la tua vita quotidiana, aumentare la tua produttività e migliorare il tuo benessere emotivo e mentale.

Il viaggio dell'autore con l'ADHD

Mi è stato diagnosticato l'ADHD quando avevo circa trentacinque anni, dopo anni in cui mi sentivo come se stessi nuotando costantemente contro corrente. La diagnosi fu sia un sollievo che una rivelazione. Ha spiegato molto delle mie difficoltà con la gestione del tempo, l'organizzazione e la concentrazione. Tuttavia, ha comportato anche una serie di sfide. Ho dovuto imparare a navigare in un mondo che non era progettato per il modo in cui funzionava il mio cervello.

Il mio viaggio con l'ADHD è stato uno di scoperta di sé e di crescita. Ho sperimentato varie strategie e strumenti per gestire i miei sintomi, ed è stato durante questa esplorazione che mi sono imbattuto nella mappatura mentale. Inizialmente era solo un modo divertente e creativo per prendere appunti, ma presto mi sono reso conto del suo profondo impatto sulla mia capacità di organizzare pensieri, pianificare progetti e ridurre lo stress. La mappatura mentale è diventata una pietra angolare della mia routine quotidiana, aiutandomi a sfruttare i punti di forza del mio cervello ADHD invece di combatterlo.

Attraverso questo libro, voglio condividere le intuizioni e le tecniche che hanno aiutato me e molte altre donne come me. Il mio obiettivo è fornirti una risorsa che non solo affronti gli aspetti pratici della gestione dell'ADHD ma celebri anche la creatività, la resilienza e le prospettive uniche che ne derivano.

Importanza delle mappe mentali per le donne con ADHD

Le donne con ADHD spesso affrontano sfide uniche che possono avere un impatto su ogni aspetto della loro vita. Queste sfide possono includere la gestione delle responsabilità domestiche, il bilanciamento tra lavoro e famiglia, la gestione delle aspettative sociali e il mantenimento del benessere personale. Gli strumenti e i metodi organizzativi tradizionali spesso non sono all'altezza, provocando frustrazione e senso di inadeguatezza.

La mappatura mentale offre un modo dinamico e visivamente coinvolgente per affrontare queste sfide. Ecco perché la mappatura mentale è particolarmente utile per le donne con ADHD:

1. **Organizzazione visiva**: I cervelli con ADHD sono spesso più orientati alla vista. Le mappe mentali utilizzano colori, immagini e relazioni spaziali per rappresentare le informazioni, facilitandone l'elaborazione e il ricordo.

2. **Struttura flessibile**: A differenza degli elenchi e dei contorni lineari, le mappe mentali consentono un pensiero non lineare. Questa

flessibilità è perfetta per il cervello ADHD, che spesso salta da un'idea all'altra.

3.   **Visione olistica**: le mappe mentali forniscono una visione panoramica delle informazioni, aiutandoti a vedere le connessioni e le relazioni tra diverse informazioni. Questa prospettiva olistica può ridurre i sentimenti di sopraffazione e aumentare la chiarezza.

4.   **Espressione creativa**: La mappatura mentale sfrutta il tuo lato creativo, facendo sembrare la pianificazione e l'organizzazione più un progetto artistico che un lavoro di routine. Questo sbocco creativo può essere sia terapeutico che motivante.

5.   **Personalizzazione**: Le mappe mentali possono essere personalizzate per adattarsi al tuo stile e alle tue esigenze personali. Che tu preferisca gli strumenti digitali o carta e penna, puoi personalizzare le tue mappe mentali in base alle tue preferenze.

6.   **Messa a fuoco migliorata**: il processo di creazione di una mappa mentale richiede un coinvolgimento attivo, che può aiutare a migliorare l'attenzione e la concentrazione.

Suddivide le attività in parti gestibili, rendendo più facile rimanere in pista.

Comprendere l'ADHD nelle donne

Panoramica sull'ADHD

Il disturbo da deficit di attenzione e iperattività (ADHD) è un disturbo dello sviluppo neurologico caratterizzato da modelli persistenti di disattenzione, iperattività e impulsività. Sebbene l'ADHD sia comunemente associato ai bambini, colpisce anche milioni di adulti in tutto il mondo. L'ADHD si manifesta in modo diverso in ciascun individuo e i suoi sintomi possono variare ampiamente.

L'ADHD è spesso classificato in tre tipi:

1. **Presentazione prevalentemente disattenta**: Difficoltà a mantenere l'attenzione, a portare a termine i compiti e a organizzare le attività.
2. **Presentazione prevalentemente iperattiva-impulsiva**: Iperattività, impulsività e difficoltà a stare fermi o ad aspettare i turni.

3. **Presentazione combinata**: Una combinazione di sintomi di disattenzione e iperattività-impulsività.

Sfide uniche affrontate dalle donne con ADHD

Le donne con ADHD spesso affrontano sfide uniche che non sempre vengono riconosciute o comprese. Queste sfide possono avere un impatto su vari aspetti della vita, comprese le relazioni personali, la carriera e la salute mentale. Alcune delle sfide principali includono:

1. **Diagnosi tardiva**: A molte donne viene diagnosticato l'ADHD più tardi nella vita, spesso dopo anni di lotta con i sintomi. Questa diagnosi tardiva può portare a sentimenti di frustrazione e a mancate opportunità di supporto.

2. **Strategie di mascheramento e compensative**: Le donne con ADHD sono spesso abili nel mascherare i propri sintomi e nello sviluppare strategie compensative per affrontare la vita quotidiana. Sebbene queste strategie possano essere efficaci, possono anche essere estenuanti e portare al burnout.

3.   **Aspettative della società**: Le aspettative della società e i ruoli di genere possono aggiungere ulteriore pressione sulle donne con ADHD. L'aspettativa di gestire le responsabilità domestiche, la cura dei figli e i doveri professionali può essere travolgente, portando ad un aumento dello stress e dell'ansia.

4.   **Regolazione emotiva**: Le donne con ADHD possono sperimentare una maggiore sensibilità emotiva e difficoltà a regolare le emozioni. Ciò può portare a sbalzi d'umore, ansia e depressione, che possono complicare ulteriormente i sintomi dell'ADHD.

5.   **Autostima e Identità**: Lottare con i sintomi dell'ADHD e le aspettative della società può avere un impatto sull'autostima e sull'identità personale. Le donne possono sentirsi inadeguate o confrontarsi costantemente con gli altri, portando ad un'immagine di sé negativa.

Il potere dell'accettazione di sé e della consapevolezza di sé

L'accettazione di sé e la consapevolezza di sé sono componenti cruciali nella gestione dell'ADHD e nel vivere una vita appagante. Accettare il tuo ADHD e capire come ti influenza può darti la possibilità di sviluppare strategie che funzionino per il tuo cervello unico.

1. **Autoaccettazione**: Accettare il tuo ADHD significa riconoscere che è una parte di ciò che sei e non definisce il tuo valore o le tue capacità. Implica lasciare andare l'idea di essere "perfetto" e concentrarsi invece sui propri punti di forza e sulle qualità uniche che l'ADHD porta nella tua vita. L'accettazione di sé può ridurre i sentimenti di vergogna e senso di colpa e consente di affrontare le sfide con una mentalità più positiva e compassionevole.

2. **Autocoscienza**: L'autoconsapevolezza implica la comprensione di come l'ADHD influenza il comportamento, le emozioni e le interazioni con il mondo. Diventando più consapevole dei fattori scatenanti, dei punti di forza e delle aree che necessitano di supporto, puoi sviluppare strategie efficaci per gestire i sintomi. La mappatura mentale è uno strumento eccellente per aumentare la consapevolezza di sé, poiché ti aiuta a visualizzare e organizzare i tuoi pensieri e le tue emozioni.

3. **Costruire un sistema di supporto**: Circondarsi di una rete di supporto di amici,

familiari e professionisti può fare una differenza significativa nella gestione dell'ADHD. Gruppi di supporto, terapia e coaching possono fornire preziosi spunti, incoraggiamento e consigli pratici.

4. **Sviluppare strategie di coping**: Con l'accettazione e la consapevolezza di sé, puoi sviluppare strategie di coping personalizzate in linea con i tuoi punti di forza e le tue esigenze. Queste strategie possono includere tecniche di gestione del tempo, pratiche di consapevolezza e sbocchi creativi come la mappatura mentale.

5. **Abbracciare il tuo cervello unico**: L'ADHD è dotato di una serie di punti di forza, come creatività, capacità di risoluzione dei problemi e capacità di pensare fuori dagli schemi. Abbracciare questi punti di forza e utilizzare strumenti come la mappatura mentale può aiutarti a sfruttare tutto il potenziale del tuo cervello e trasformare le sfide in opportunità di crescita.

In questo libro esploreremo come la mappatura mentale possa essere un potente strumento per aumentare la consapevolezza di sé, organizzare i propri pensieri e gestire le sfide uniche dell'ADHD. Combinando l'accettazione di sé con strategie pratiche, puoi creare una vita che non solo è gestibile ma anche appagante e responsabilizzante.

Insieme, esploreremo le complessità dell'ADHD, celebreremo i punti di forza che porta e ti daremo la possibilità di vivere la tua vita migliore. Benvenuto nel tuo viaggio alla scoperta di te stesso e all'empowerment. Iniziamo questa avventura insieme.

Parte 1

Comprendere le mappe mentali

Capitolo 1

Cos'è la mappatura Mentale?

Definizione e storia

La mappa mentale è uno strumento di pensiero visivo che aiuta a organizzare informazioni, pensieri e idee in modo strutturato ma flessibile. Si tratta di creare un diagramma in cui un concetto o argomento centrale è posto al centro, con relativi sottoargomenti che si ramificano radialmente. Ogni sottoargomento può ramificarsi ulteriormente nei propri sottoargomenti, formando una rete di idee interconnesse. Questo metodo utilizza il modo naturale del cervello di elaborare le informazioni attraverso associazioni e immagini visive, rendendo più facile comprendere e ricordare concetti complessi.

Il concetto di mappatura mentale è stato reso popolare da Tony Buzan, autore e consulente educativo britannico, negli anni '70. Il lavoro di Buzan è stato fortemente influenzato dal suo interesse per il funzionamento del cervello umano e il modo in cui elabora le informazioni. Ha osservato che i metodi tradizionali per prendere appunti erano spesso lineari e restrittivi, non riuscendo a sfruttare tutto il potenziale del cervello. Ispirato dalle capacità associative e immaginative del cervello, Buzan ha sviluppato la mappatura mentale come tecnica per migliorare l'apprendimento, la memoria e la creatività.

Sebbene Buzan sia ampiamente riconosciuto per aver formalizzato la mappatura mentale, la pratica stessa ha radici nella storia antica. Figure storiche come Leonardo da Vinci e Albert Einstein utilizzarono metodi simili per organizzare visivamente i loro pensieri e le loro idee. Queste prime mappe mentali, sebbene non chiamate tali, venivano utilizzate per fare brainstorming, risolvere problemi e dare un senso a informazioni complesse.

Vantaggi delle mappe mentali

La mappatura mentale offre numerosi vantaggi, soprattutto per le persone con ADHD. Questi vantaggi lo rendono un potente strumento per migliorare vari aspetti della vita, dall'organizzazione personale alla produttività professionale. Ecco alcuni dei principali vantaggi:

1. **Memoria e richiamo migliorati**

   o Le mappe mentali coinvolgono più aree del cervello, rendendo più facile codificare e recuperare le informazioni. L'uso di colori, immagini e disposizioni spaziali aiuta a creare immagini mentali forti, più memorabili delle tradizionali note basate su testo. Ciò può essere particolarmente utile per le persone con ADHD, che spesso hanno problemi con la memoria e il ricordo.

2. **Organizzazione migliorata**

   o La mappatura mentale fornisce un modo chiaro e intuitivo per organizzare le informazioni. Disponendo visivamente le idee e le loro relazioni, puoi vedere contemporaneamente sia il quadro generale che i dettagli più fini. Questa visione olistica può aiutare a comprendere argomenti complessi e a identificare le connessioni tra diverse informazioni.

3. **Creatività potenziata**

   o La natura libera e visiva della mappatura mentale incoraggia il pensiero creativo e l'esplorazione. A differenza del prendere appunti lineare, la mappatura mentale ti consente di saltare tra le idee, creare nuove connessioni e generare soluzioni innovative. Questa libertà creativa può essere particolarmente preziosa per le persone con ADHD, che spesso hanno una ricca immaginazione e modelli di pensiero non convenzionali.

4. **Maggiore attenzione e concentrazione**

   o La creazione di una mappa mentale richiede un impegno attivo, che può aiutare a migliorare l'attenzione e la concentrazione. Il processo di scomposizione delle informazioni in blocchi gestibili rende più facile rimanere concentrati sul compito e riduce la sensazione di sopraffazione. Per le persone con ADHD, che potrebbero avere difficoltà a mantenere la concentrazione, questo può rappresentare un punto di svolta.

5. **Soluzione efficiente dei problemi**

   o Le mappe mentali facilitano una visione completa dei problemi e delle potenziali soluzioni. Mappando visivamente il problema e i fattori correlati, è possibile esplorare diversi punti di vista e identificare soluzioni efficaci più rapidamente. Ciò può migliorare le capacità decisionali e di risoluzione dei problemi, che spesso sono aree di difficoltà per chi soffre di ADHD.

6. **Comunicazione migliorata**

- Le mappe mentali possono essere uno strumento eccellente per trasmettere informazioni complesse in modo chiaro e conciso. Forniscono un riepilogo visivo che può essere facilmente compreso da altri, facilitando la condivisione di idee e la collaborazione. Ciò può essere particolarmente utile in contesti di squadra, dove una comunicazione chiara è essenziale.

7. **Apprendimento personalizzato**

- La mappatura mentale ti consente di personalizzare i metodi per prendere appunti ed elaborare le informazioni in base al tuo stile di apprendimento individuale. Sia che tu preferisca utilizzare elementi visivi, parole chiave o note dettagliate, puoi creare mappe mentali in linea con le tue preferenze ed esigenze. Questa personalizzazione può rendere l'apprendimento più efficace e divertente.

8. **Riduzione dello stress**

- L'atto di creare una mappa mentale può essere calmante e terapeutico. Fornisce un senso di ordine e chiarezza, aiutando a ridurre l'ansia e lo stress. Organizzando visivamente i tuoi pensieri, puoi acquisire una migliore comprensione delle tue priorità e dei tuoi compiti, rendendo più semplice la gestione del tuo tempo e delle tue responsabilità. Per le donne con ADHD, che spesso si destreggiano tra più ruoli e affrontano pressioni costanti, questa riduzione dello stress può essere incredibilmente vantaggiosa.

Capitolo 2

Come funziona la Mappatura mentale

La scienza dietro le mappe mentali

La mappatura mentale affonda le sue radici nelle neuroscienze cognitive e sfrutta le funzioni naturali del cervello per migliorare la comprensione, la memoria e la creatività. Ecco uno sguardo più da vicino alla scienza dietro di esso:

1. **Emisferi cerebrali**

   o Il cervello umano è diviso in due emisferi: il sinistro e il destro. L'emisfero sinistro è associato al pensiero logico, analitico e sequenziale, mentre l'emisfero destro è collegato alla creatività, all'immaginazione e al pensiero olistico. I metodi tradizionali per prendere appunti spesso coinvolgono solo l'emisfero sinistro. Al contrario, la mappatura mentale attiva entrambi gli emisferi, favorendo un approccio equilibrato e integrato all'elaborazione delle informazioni. Questo duplice impegno migliora l'apprendimento e la fidelizzazione.

2. **Associazione e connessione**

- o Il cervello elabora le informazioni attraverso associazioni. Quando le nuove informazioni sono collegate alla conoscenza esistente, vengono ricordate e comprese più facilmente. La mappatura mentale imita questo processo naturale creando connessioni visive tra i concetti. Ogni ramo e sottoramo rappresenta un'associazione diversa, contribuendo a rafforzare queste connessioni e migliorare il ricordo.

3. **Elaborazione visiva e spaziale**

- o Il cervello è molto abile nell'elaborare informazioni visive e spaziali. Immagini, colori e disposizioni spaziali sono più memorabili del semplice testo perché coinvolgono la corteccia visiva del cervello. Le mappe mentali sfruttano questo aspetto incorporando elementi visivi, rendendo le informazioni più coinvolgenti e più facili da ricordare.

4.   **Informazioni sulla suddivisione in blocchi**

- ○ La psicologia cognitiva suggerisce che il cervello può gestire le informazioni in modo più efficace quando queste vengono suddivise in parti gestibili. La mappatura mentale segmenta naturalmente le informazioni in piccole unità interconnesse, rendendo gli argomenti complessi più digeribili e meno travolgenti.

5.   **Memoria di lavoro**

- ○ La memoria di lavoro è responsabile della conservazione e della manipolazione temporanea delle informazioni. Svolge un ruolo cruciale nelle attività che richiedono concentrazione, organizzazione e risoluzione dei problemi. La mappatura mentale riduce il carico cognitivo organizzando visivamente le informazioni, il che aiuta a liberare la memoria di lavoro e a migliorare la concentrazione e la produttività.

Come coinvolge il cervello dell'ADHD

La mappatura mentale è particolarmente efficace per le persone con ADHD perché si allinea con i loro punti di forza cognitivi e affronta le sfide comuni. Ecco come la mappatura mentale coinvolge il cervello dell'ADHD:

1. **Stimolazione visiva**

   o Il cervello dell'ADHD spesso brama la stimolazione visiva e sensoriale. Le mappe mentali forniscono una ricca esperienza visiva attraverso l'uso di colori, immagini e disposizioni spaziali. Questa stimolazione visiva aiuta a mantenere l'interesse e il coinvolgimento, facilitando la concentrazione sul compito da svolgere.

2. **Pensiero non lineare**

   o Le persone con ADHD tendono a pensare in modo non lineare e associativo. I tradizionali metodi lineari per prendere appunti possono sembrare restrittivi e controproducenti. La mappatura mentale abbraccia questo pensiero non lineare consentendo alle idee di fluire liberamente e in modo organico. Questa flessibilità aiuta le persone con ADHD a organizzare i propri pensieri in un modo che abbia senso per loro.

3. **Coinvolgimento attivo**

   ○ Creare una mappa mentale è un processo attivo che richiede partecipazione e creatività. Questo impegno attivo aiuta a migliorare l'attenzione e la concentrazione, che spesso sono aree di difficoltà per chi soffre di ADHD. Il processo di disegnare rami, aggiungere colori e incorporare immagini mantiene la mente impegnata e riduce le distrazioni.

4. **Suddividere i compiti**

   ○ Una delle sfide più comuni per le persone con ADHD è suddividere compiti di grandi dimensioni in passaggi più piccoli e gestibili. La mappatura mentale segmenta naturalmente le informazioni in unità più piccole, rendendo più semplice affrontare compiti e progetti complessi. Questo approccio strutturato può ridurre la sensazione di sopraffazione e aumentare la produttività.

5. **Migliorare la memoria e il richiamo**

- ○ L'ADHD spesso presenta sfide legate alla memoria e al ricordo. La natura visiva e associativa delle mappe mentali aiuta a rafforzare le connessioni tra le idee, migliorando sia la memoria a breve che a lungo termine. L'uso di parole chiave, immagini e colori crea forti segnali mentali che aiutano a ricordare le informazioni.

6. **Ridurre il sopraffazione**

- ○ Il cervello con ADHD può facilmente essere sopraffatto da troppe informazioni o ambienti disordinati. Le mappe mentali forniscono un modo chiaro e organizzato per visualizzare le informazioni, riducendo il disordine mentale. Presentando le informazioni in modo conciso e visivamente accattivante, le mappe mentali aiutano a creare un senso di ordine e controllo.

7. **Stimolare la creatività**

- ○ Gli individui con ADHD spesso possiedono alti livelli di creatività e pensiero fuori dagli schemi. La mappatura mentale attinge a questa creatività consentendo l'espressione in forma libera e l'esplorazione delle idee. Questo sbocco creativo può essere sia motivante che terapeutico, fornendo un modo positivo per incanalare energia e idee.

8. **Personalizzazione**

- Le mappe mentali possono essere adattate alle preferenze e alle esigenze individuali. Che tu preferisca gli strumenti digitali o carta e penna, puoi personalizzare le tue mappe mentali con colori, immagini e layout che risuonano con te. Questa personalizzazione rende la mappatura mentale uno strumento flessibile e adattabile che può evolversi con le mutevoli esigenze.

Capitolo 3

Strumenti e Tecniche

Materiali necessari per le mappe mentali

Iniziare con la mappatura mentale richiede materiali minimi e puoi scegliere tra strumenti tradizionali e digitali in base alle tue preferenze. Ecco un elenco degli elementi essenziali:

1. **Carta**:

   - **Foglio bianco**: I fogli bianchi offrono la flessibilità necessaria per espandere la tua mappa mentale senza vincoli.
   - **Taccuino**: Un quaderno dedicato alla mappatura mentale può aiutarti a mantenere le tue idee organizzate in un unico posto.

2. **Strumenti di scrittura**:

   - **Penne e matite**: utilizzare una varietà di penne e matite per scrivere e disegnare. Le matite meccaniche sono ottime per i dettagli più fini.

o **Pennarelli ed evidenziatori colorati**: i colori possono aiutare a distinguere i rami ed evidenziare i punti importanti, rendendo la tua mappa mentale più accattivante visivamente e più facile da comprendere.

3. **Extra**:

o **Note adesive**: utile per aggiungere idee che possono essere spostate man mano che la tua mappa mentale si evolve.

o **Stencil e righelli**: anche se non sono necessari, possono aiutarti a creare mappe più pulite e strutturate se preferisci un aspetto più raffinato.

Vari strumenti e app per mappe mentali

Con il progresso della tecnologia sono disponibili numerosi strumenti e app digitali che possono migliorare l'esperienza di mappatura mentale. Ecco una panoramica di alcune opzioni popolari:

1. **MindMeister**

o **Panoramica**: MindMeister è uno strumento di mappatura mentale online che ti consente di creare, condividere e collaborare su mappe mentali. Offre un'interfaccia intuitiva con una varietà di modelli e opzioni di personalizzazione.

o **Caratteristiche principali**: Collaborazione in tempo reale, integrazione con altri strumenti come Google Drive e Slack e una libreria di modelli predefiniti.

o **Ideale per**: Progetti collaborativi, pianificazione aziendale e scopi educativi.

2. **XMind**

o **Panoramica**: XMind è un versatile software di mappatura mentale disponibile sia per dispositivi desktop che mobili. Offre una gamma di funzionalità per creare mappe mentali dettagliate e visivamente accattivanti.

o **Caratteristiche principali**: diagrammi di Gantt per la pianificazione del progetto, modalità di brainstorming e varie opzioni di esportazione (ad esempio PDF, Word, PowerPoint).

- o **Ideale per**: Gestione completa del progetto, pianificazione individuale e presentazioni professionali.

3. **SimpleMind**

  - o **Panoramica**: SimpleMind è uno strumento intuitivo di mappatura mentale disponibile su più piattaforme, tra cui Windows, macOS, iOS e Android. Si concentra sulla semplicità e sulla facilità d'uso.
  - o **Caratteristiche principali**: sincronizzazione multipiattaforma, varie opzioni di layout e possibilità di aggiungere contenuti multimediali (ad esempio immagini, video).
  - o **Ideale per**: Organizzazione personale, sessioni di brainstorming e presa di appunti accademici.

4. **Coccola**

  - o **Panoramica**: Coggle è uno strumento di mappatura mentale online che enfatizza la collaborazione e la semplicità. È basato sul Web, rendendolo accessibile da qualsiasi dispositivo dotato di connessione Internet.

- **Caratteristiche principali**: collaborazione in tempo reale, monitoraggio della cronologia delle versioni e condivisione semplice tramite collegamenti.
- **Ideale per**: Progetti di gruppo, brainstorming rapido e visualizzazione di informazioni complesse.

5. **iMindMap (ora Ayora)**

- **Panoramica**: Sviluppato da Tony Buzan, iMindMap (ora parte di Ayia) offre un set completo di strumenti per la mappatura mentale e la gestione delle attività. Combina la mappatura visiva con schede attività e funzionalità di collaborazione.
- **Caratteristiche principali**: Mappe mentali 3D, mappe radiali, gestione delle attività integrata e integrazione con altri strumenti di produttività.
- **Ideale per**: Professionisti creativi, team che lavorano su progetti complessi e individui che preferiscono un approccio visivo alla gestione delle attività.

6. **MindMup**

- o **Panoramica**: Mind Map è uno strumento di mappatura mentale online gratuito che si integra perfettamente con Google Drive. Offre un'interfaccia semplice con funzionalità essenziali di mappatura mentale.
- o **Caratteristiche principali**: Integrazione con Google Drive, possibilità di pubblicare mappe online e varie opzioni di esportazione.
- o **Ideale per**: Mappe mentali rapide, scopi didattici e coloro che preferiscono soluzioni basate su cloud.

7. **Mente libera**

- o **Panoramica**: FreeMind è uno strumento di mappatura mentale open source che offre un solido set di funzionalità per la creazione di mappe mentali dettagliate. È disponibile per Windows, macOS e Linux.
- o **Caratteristiche principali**: Ampie opzioni di formattazione, collegamenti ipertestuali e possibilità di esportare in più formati.
- o **Ideale per**: utenti che necessitano di uno strumento potente e gratuito con ampie opzioni di personalizzazione.

Come scegliere lo strumento giusto

La scelta del giusto strumento di mappatura mentale dipende dalle tue esigenze e preferenze specifiche. Ecco alcuni fattori da considerare:

1. **Scopo**: determina lo scopo principale delle tue mappe mentali. Sono per uso personale, progetti professionali o sforzi di collaborazione? Strumenti diversi soddisfano esigenze diverse.

2. **Facilità d'uso**: Considera il tuo livello di comfort con la tecnologia. Alcuni strumenti offrono un'interfaccia semplice e intuitiva, mentre altri forniscono funzionalità più avanzate che potrebbero richiedere una curva di apprendimento.

3. **Collaborazione**: se hai intenzione di collaborare con altri, cerca strumenti che offrano funzionalità di collaborazione in tempo reale e semplici opzioni di condivisione.

4. **Personalizzazione**: Valuta il livello di personalizzazione di cui hai bisogno. Alcuni strumenti forniscono ampie opzioni per colori, layout e contenuti multimediali, mentre altri si concentrano sulla semplicità.

5. **Compatibilità della piattaforma**: assicurati che lo strumento sia compatibile con i tuoi dispositivi e sistemi operativi. Gli strumenti multipiattaforma possono essere utili se hai bisogno di accedere alle tue mappe mentali su dispositivi diversi.

6. **Costo**: mentre alcuni strumenti sono gratuiti, altri potrebbero richiedere un abbonamento o un acquisto una tantum. Considera il tuo budget e il valore fornito dallo strumento.

Selezionando i materiali e gli strumenti giusti, puoi creare mappe mentali efficaci e visivamente accattivanti che migliorano la tua produttività e creatività. Sia che tu preferisca l'esperienza tattile di carta e penna o la flessibilità degli strumenti digitali, la mappatura mentale può essere una potente aggiunta al tuo kit di strumenti per la gestione dell'ADHD. Nel prossimo capitolo approfondiremo passo dopo passo il processo di creazione della tua prima mappa mentale, fornendo suggerimenti pratici ed esempi per aiutarti a iniziare.

Parte 2

Applicazione delle mappe mentali nella vita quotidiana

Capitolo 4

Vita Privata

Le mappe mentali possono essere uno strumento prezioso per gestire vari aspetti della tua vita personale. Dalle routine quotidiane alla pianificazione dei pasti e alla definizione degli obiettivi personali, le mappe mentali possono aiutarti a rimanere organizzato, concentrato e produttivo. In questo capitolo esploreremo come utilizzare la mappatura mentale per semplificare le tue attività quotidiane e raggiungere i tuoi obiettivi personali.

Gestire le routine e le faccende quotidiane

Le routine e le faccende quotidiane possono essere travolgenti, soprattutto per le persone con ADHD che possono avere difficoltà con l'organizzazione e la gestione del tempo. La mappatura mentale può aiutarti a visualizzare e strutturare le tue attività quotidiane, rendendole più gestibili e meno scoraggianti.

1. **Creazione di una mappa della routine quotidiana**

   - Inizia con un nodo centrale denominato "Routine quotidiana".

- o Suddivisi in diverse categorie come "Routine mattutina", "Attività pomeridiane", "Routine serale" e "Riposo notturno".
- o Sotto ciascuna categoria, elenca compiti o attività specifiche. Ad esempio, in "Routine mattutina" potresti includere "Sveglia", "Esercizio fisico", "Doccia", "Colazione" e "Pianifica la giornata".
- o Utilizza colori e simboli per distinguere le attività ed evidenziare le priorità.

2. **Visualizzazione delle faccende settimanali**

- o Crea una mappa mentale separata per le faccende settimanali.
- o Inizia con un nodo centrale denominato "Lavori settimanali".
- o Suddividere in giorni della settimana, ad esempio "lunedì", "martedì", ecc.
- o Sotto ogni giorno, elenca le faccende che devono essere completate, come "Lavanderia", "Fare la spesa", "Aspirare" e "Smaltimento dei rifiuti".
- o Assegna colori specifici a ogni giorno o tipo di lavoro per rendere la mappa visivamente più accattivante e più facile da seguire.

3.   **Incorporamento delle stime di tempo**

- o Aggiungi durate di tempo stimate a ciascuna attività o lavoretto per facilitare la gestione del tempo.
- o Questo può essere fatto includendo piccole note o icone accanto a ciascuna attività che indica quanto tempo richiederà.
- o Questo approccio aiuta a pianificare la giornata in modo più efficace e impedisce al tempo di scivolare via in attività meno importanti.

Pianificazione dei pasti e spesa

La pianificazione dei pasti e la spesa possono diventare molto più organizzate ed efficienti con l'aiuto della mappatura mentale. Ecco come puoi utilizzare le mappe mentali per semplificare questi processi:

1.   **Mappa mentale per la pianificazione dei pasti**

- o Inizia con un nodo centrale denominato "Pianificazione dei pasti".

o Suddivisi in diverse categorie di pasti come "Colazione", "Pranzo", "Cena" e "Spuntini".

o Sotto ciascuna categoria, elenca i pasti o le ricette specifici che intendi preparare per la settimana.

o Puoi ampliare ulteriormente ogni pasto con gli ingredienti necessari, le istruzioni di cottura ed eventuali note speciali (ad esempio, restrizioni o preferenze dietetiche).

2. **Lista della spesa**

o Crea una mappa mentale per la tua lista della spesa.

o Inizia con un nodo centrale etichettato "Fai la spesa".

o Diramati in diverse sezioni del negozio di alimentari, come "Prodotti", "Latticini", "Carne", "Articoli della dispensa" e "Forniture per la casa".

o Sotto ogni sezione, elenca gli articoli che devi acquistare.

o Questo metodo ti aiuta a visualizzare la lista della spesa in modo strutturato, facilitando la navigazione nel negozio ed evitando di dimenticare gli articoli.

3. **Integrazione dei piani pasto e delle liste della spesa**

- o Combina la mappa mentale della pianificazione dei pasti con la lista della spesa.
- o Inizia con un nodo centrale denominato "Pasti settimanali e generi alimentari".
- o Suddividi in giorni della settimana o categorie di pasti.
- o Sotto ogni giorno o categoria, elenca i pasti che intendi preparare e gli ingredienti corrispondenti.
- o A partire dagli ingredienti, crea rami che conducano alle sezioni della tua lista della spesa.
- o Questo approccio integrato ti garantisce di avere tutti gli ingredienti necessari per i tuoi pasti e semplifica la tua esperienza di acquisto.

Impostazione e monitoraggio degli obiettivi personali

Stabilire e monitorare gli obiettivi personali può essere impegnativo, ma la mappatura mentale può fornire un modo chiaro e motivante per visualizzare le tue aspirazioni e i tuoi progressi.

1. **Mappa mentale per la definizione degli obiettivi**

   - Inizia con un nodo centrale denominato "Obiettivi personali".
   - Diramati in diverse aree della tua vita, come "Salute", "Carriera", "Istruzione", "Hobby" e "Relazioni".
   - Sotto ciascuna area, elenca gli obiettivi specifici che desideri raggiungere. Ad esempio, nella sezione "Salute" potresti includere "Fai esercizio fisico 3 volte a settimana", "Mangia più verdure" e "Medita ogni giorno".
   - Utilizza colori e immagini per rappresentare ogni obiettivo, rendendo la mappa visivamente accattivante e stimolante.

2. **Abbattere gli obiettivi**

- ○ Per ogni obiettivo, crea sottorami che suddividano i passaggi necessari per raggiungerlo.
- ○ Ad esempio, nella sezione "Esercizio fisico 3 volte a settimana" potresti includere passaggi secondari come "Iscriversi a una palestra", "Crea un programma di allenamento" e "Monitorare i progressi".
- ○ Questo approccio ti aiuta a vedere i passaggi attuabili necessari per raggiungere i tuoi obiettivi e li fa sentire più raggiungibili.

3. **Monitoraggio dei progressi**

- ○ Crea una mappa mentale per monitorare i tuoi progressi su ciascun obiettivo.
- ○ Inizia con un nodo centrale denominato "Monitoraggio obiettivi".
- ○ Diramati in ciascun obiettivo che hai impostato e, sotto ciascun obiettivo, elenca le pietre miliari o i punti di controllo che devi raggiungere.
- ○ Utilizza simboli o colori per indicare i tuoi progressi, ad esempio verde per le attività completate, giallo per le attività in

corso e rosso per le attività che richiedono
attenzione.

- ○ Aggiorna regolarmente la tua mappa
  mentale per riflettere i tuoi progressi e
  adattare i tuoi piani secondo necessità.

4. **Rivedere e riflettere**

- ○ Rivedi periodicamente la mappa mentale
  della definizione degli obiettivi per
  riflettere sui risultati raggiunti e sulle aree
  di miglioramento.
- ○ Utilizza un nodo centrale denominato
  "Riflessione" con rami per "Obiettivi",
  "Sfide" e "Passi successivi".
- ○ Nella sezione "Risultati", elenca gli
  obiettivi che hai raggiunto e celebra i tuoi
  successi.
- ○ Nella sezione "Sfide", annota tutti gli
  ostacoli che hai incontrato e considera i
  modi per superarli.
- ○ Nella sezione "Passaggi successivi",
  delinea i tuoi piani per continuare i tuoi
  progressi e stabilire nuovi obiettivi.

Incorporando la mappatura mentale nella tua vita personale, puoi creare un approccio visivo e strutturato alla gestione della routine quotidiana, alla pianificazione dei pasti e alla definizione degli obiettivi. Questo metodo non solo ti aiuta a rimanere organizzato e concentrato, ma sfrutta anche i tuoi punti di forza creativi, rendendo il tuo viaggio personale più piacevole e appagante.

Capitolo 5

Vita professionale

La mappatura mentale è uno strumento versatile che può migliorare significativamente la tua vita professionale aiutandoti a organizzare le attività, aumentare la creatività e migliorare la gestione del tempo. In questo capitolo esploreremo come utilizzare le mappe mentali sul posto di lavoro per rimanere produttivi, innovativi ed efficienti.

Organizzazione di compiti e progetti sul lavoro

In un ambiente professionale, rimanere organizzati è fondamentale per gestire il carico di lavoro in modo efficace. La mappatura mentale può aiutarti a scomporre progetti complessi in attività gestibili e a tenere traccia dei tuoi progressi.

1. **Mappa mentale della gestione delle attività**

   - Inizia con un nodo centrale etichettato "Attività lavorative" o "Nome progetto".
   - Suddividi in diverse categorie di attività, come "Attività immediate", "Scadenze

imminenti", "Progetti in corso" e "Obiettivi a lungo termine".
- Sotto ciascuna categoria, elenca le attività specifiche che devono essere completate. Ad esempio, in "Attività immediate", potresti includere "Invia aggiornamenti via email", "Prepara l'agenda della riunione" e "Invia rapporto".
- Utilizza i colori per distinguere tra categorie di attività e livelli di priorità.

2. **Pianificazione del progetto**

- Crea una mappa mentale separata per ogni grande progetto su cui stai lavorando.
- Inizia con un nodo centrale etichettato con il nome del progetto.
- Diramarsi in componenti chiave del progetto, come "Ricerca", "Sviluppo", "Test", "Marketing" e "Lancio".
- Sotto ogni componente, elenca le attività e le tappe fondamentali necessarie per completare quella fase del progetto.
- Includi scadenze e membri del team responsabili per ogni attività per mantenere tutti responsabili e sulla buona strada.

3. **Monitoraggio dei progressi**

- Utilizza le mappe mentali per monitorare lo stato di avanzamento delle tue attività e progetti.
- Inizia con un nodo centrale denominato "Progress Tracker".
- Diramati in ogni categoria di progetto o attività.
- Sotto ogni ramo, elenca le attività e il loro stato attuale (ad esempio, non avviato, in corso, completato).
- Aggiorna regolarmente la mappa mentale per riflettere i tuoi progressi e apportare le modifiche necessarie.

Migliorare la creatività e il brainstorming

Creatività e innovazione sono cruciali in molti ambiti professionali. La mappatura mentale può facilitare le sessioni di brainstorming e aiutarti a generare e organizzare le idee in modo efficace.

1. **Sessioni di brainstorming**

- Inizia con un nodo centrale denominato "Sessione di brainstorming" o l'argomento specifico su cui stai facendo brainstorming.

o Suddivisi in diverse categorie correlate all'argomento, come "Idee", "Sfide", "Soluzioni" e "Risorse".

o Sotto ciascuna categoria, aggiungi sottorami per idee, sfide o soluzioni specifiche. Ad esempio, nella sezione "Idee" potresti elencare diverse strategie o concetti.

o Incoraggia il libero flusso del pensiero consentendo ai partecipanti di aggiungere rami e sottorami senza vincoli.

2. **Generazione di idee**

o Utilizza le mappe mentali per esplorare ed espandere le idee individuali.

o Inizia con un nodo centrale etichettato con l'idea principale.

o Diramarsi in sotto-idee, domande e possibili azioni correlate.

o Sotto ciascuna idea secondaria, elenca ulteriori dettagli, risultati potenziali ed eventuali pensieri aggiuntivi.

o Questo metodo ti aiuta a esplorare l'intera portata di un'idea e a scoprire nuovi angoli e opportunità.

3. **Mappe mentali collaborative**

o   Sfrutta gli strumenti di mappatura mentale che consentono la collaborazione in tempo reale per le sessioni di brainstorming del team.
o   Inizia con un nodo centrale condiviso etichettato con l'argomento del brainstorming.
o   Invita i membri del team ad aggiungere rami e sottorami con le loro idee e input.
o   Utilizza colori e simboli per rappresentare i diversi contributori e classificare le idee.
o   Questo approccio collaborativo garantisce che tutte le prospettive siano prese in considerazione e incoraggia il coinvolgimento del team.

Gestione del tempo e definizione delle priorità

Una gestione efficace del tempo e la definizione delle priorità sono essenziali per il successo professionale. La mappatura mentale può aiutarti a distribuire saggiamente il tuo tempo e a dare priorità alle attività in modo efficiente.

1.   **Orari giornalieri e settimanali**

o Crea una mappa mentale per il tuo programma giornaliero o settimanale.

o Inizia con un nodo centrale etichettato "Programma giornaliero" o "Programma settimanale".

o Suddividere in giorni della settimana o periodi di tempo specifici (ad esempio, "Mattina", "Pomeriggio", "Sera").

o Sotto ogni ramo, elenca i compiti e le attività pianificate per quel periodo. Includi scadenze, riunioni e pause.

o Usa i colori per evidenziare compiti urgenti e priorità.

2.   **Mappatura delle priorità**

o Usa le mappe mentali per dare priorità ai tuoi compiti e alle tue responsabilità.

o Inizia con un nodo centrale denominato "Priorità".

o Suddivisi in categorie come "Priorità alta", "Priorità media" e "Priorità bassa".

o Sotto ciascuna categoria, elenca le attività che rientrano in quel livello di priorità.

o Assegna scadenze e tempi di completamento stimati a ciascuna attività per facilitare la gestione del tempo.

3.   **Blocco del tempo**

- Crea una mappa mentale per visualizzare i tuoi intervalli di tempo per diversi compiti e attività.
- Inizia con un nodo centrale denominato "Time Blocking".
- Suddivisi in diverse categorie come "Lavoro", "Riunioni", "Pause" e "Tempo personale".
- Sotto ciascuna categoria, elenca i compiti e le attività che intendi completare entro intervalli di tempo specifici.
- Questo metodo ti aiuta a dedicare tempo dedicato al lavoro mirato, riducendo al minimo le distrazioni e migliorando la produttività.

4. Mappatura della sequenza temporale del progetto

- Utilizza le mappe mentali per creare scadenze e traguardi del progetto.
- Inizia con un nodo centrale denominato "Cronologia del progetto".
- Suddividersi in diverse fasi del progetto, come "Pianificazione", "Esecuzione", "Revisione" e "Completamento".
- In ciascuna fase, elenca le attività chiave, le scadenze e le tappe fondamentali.

○ Includi dipendenze e percorsi critici per assicurarti di rimanere in linea e rispettare le scadenze del progetto.

Incorporando le mappe mentali nella tua vita professionale, puoi organizzare attività e progetti in modo più efficace, aumentare la creatività e migliorare la gestione del tempo. Questo approccio strutturato ma flessibile ti consente di visualizzare il tuo lavoro, dare priorità alle attività e rimanere concentrato sui tuoi obiettivi.

Capitolo 6

Attività accademiche

La mappatura mentale può essere uno strumento potente per studenti e studenti permanenti, poiché migliora la presa di appunti, lo studio, la scrittura di saggi e la preparazione agli esami. In questo capitolo esploreremo come utilizzare le mappe mentali per eccellere nei tuoi obiettivi accademici.

Tecniche per prendere appunti e studiare

Prendere appunti e studiare in modo efficace sono fondamentali per il successo accademico. La mappatura mentale può trasformare il modo in cui acquisisci e rivedi le informazioni.

1. **Mappe mentali per prendere appunti**

   o **Creazione di note**:
      - Inizia con un nodo centrale etichettato con l'argomento o il titolo della lezione.
      - Diramati nelle idee principali o nelle sezioni trattate nella lezione o nel materiale di lettura.

- Sotto ogni ramo, aggiungi sottorami per dettagli specifici, esempi e punti chiave.
- Utilizza colori, simboli e immagini per evidenziare informazioni importanti e rendere la mappa visivamente più accattivante.

- **Revisione delle note**:
  - Usa le tue mappe mentali per rivedere e rafforzare la tua comprensione del materiale.
  - Rivisita regolarmente le tue mappe, aggiungendo nuove informazioni o chiarendo punti secondo necessità.
  - Riassumi i concetti chiave in rami separati per consolidare le tue conoscenze.

2. **Studiare con le mappe mentali**

- **Organizzazione sessioni di studio**:
  - Crea una mappa mentale per organizzare le tue sessioni di studio.
  - Inizia con un nodo centrale denominato "Piano di studi".

- Espanditi in diverse materie o argomenti che devi studiare.
- Sotto ogni ramo, elenca attività di studio specifiche, come leggere capitoli, risolvere problemi o guardare lezioni.
- Assegna fasce orarie e scadenze a ciascuna attività per garantire sessioni di studio equilibrate ed efficaci.
- **Visualizzazione delle connessioni**:
  - Usa le mappe mentali per visualizzare le connessioni tra i concetti.
  - Inizia con un nodo centrale etichettato con un argomento o tema ampio.
  - Diramarsi in argomenti secondari, teorie o principi correlati.
  - Mostra come i diversi concetti sono correlati, il che può migliorare la comprensione e la memorizzazione del materiale.

Pianificazione e scrittura di saggi o relazioni

La mappatura mentale può semplificare il processo di pianificazione, organizzazione e scrittura di saggi o relazioni, facilitando la produzione di un lavoro ben strutturato e coerente.

1. **Pianifica il tuo saggio o rapporto**

   o **Idee per il brainstorming**:
     - Inizia con un nodo centrale etichettato con l'argomento del tuo saggio o del tuo rapporto.
     - Espandi le diverse idee, argomenti o temi che desideri esplorare.
     - Sotto ogni idea, aggiungi sottorami per sostenere punti, prove ed esempi.
     - Questo processo di brainstorming ti aiuta a generare un'ampia gamma di idee e a scegliere quelle più convincenti per il tuo lavoro.

   o **Struttura organizzativa**:
     - Crea una mappa mentale per delineare la struttura del tuo saggio o relazione.

- ■ Inizia con un nodo centrale denominato "Contorno".
- ■ Suddivisi in sezioni principali come "Introduzione", "Corpo" e "Conclusione".
- ■ Sotto ciascuna sezione, elenca i punti principali che intendi trattare e l'ordine in cui appariranno.
- ■ Questa struttura visiva ti aiuta a mantenere un flusso logico e garantisce che tutti i punti chiave siano affrontati.

2. **Scrivere il saggio o la relazione**

- ○ **Sezioni in via di sviluppo**:
    - ■ Usa la tua mappa mentale schematica come guida per sviluppare ogni sezione del tuo saggio o rapporto.
    - ■ Inizia con l'introduzione, espandendo i punti elencati nella tua mappa mentale.
    - ■ Passa al corpo, utilizzando ogni ramo e sottoramo per strutturare i tuoi paragrafi e sostenere le tue argomentazioni.

- Concludi riassumendo i punti principali e rafforzando la tua tesi o scopo.
  - **Revisione e modifica**:
    - Crea una mappa mentale per pianificare il processo di revisione e modifica.
    - Inizia con un nodo centrale denominato "Piano di revisione".
    - Espanditi in diversi aspetti del tuo lavoro, come "Contenuto", "Struttura", "Grammatica" e "Stile".
    - Sotto ogni ramo, elenca attività specifiche per rivedere e migliorare il tuo lavoro, come verificare la chiarezza, riorganizzare le sezioni e correggere gli errori.
    - Questo approccio strutturato garantisce un processo di revisione approfondito ed efficiente.

Preparazione agli esami

La preparazione all'esame può essere stressante, ma la mappatura mentale può aiutarti a organizzare i materiali di studio, rivedere i concetti chiave e conservare le informazioni in modo più efficace.

1. **Creazione di guide di studio**

- o **Riepilogo dei contenuti**:
  - Inizia con un nodo centrale etichettato con la materia o l'argomento dell'esame.
  - Diramarsi nei temi o nelle unità principali trattati nel corso.
  - Sotto ciascun tema, aggiungi sottorami per concetti chiave, definizioni, formule e dettagli importanti.
  - Utilizza colori e immagini per evidenziare le informazioni critiche e rendere la guida allo studio più memorabile.
- o **Mappatura degli esami precedenti**:
  - Crea una mappa mentale basata su domande o argomenti dell'esame precedente.
  - Inizia con un nodo centrale denominato "Esami precedenti".
  - Suddivisi in diverse sezioni, ciascuna delle quali rappresenta un esame passato o una serie di domande.

- Sotto ciascuna sezione, elenca le domande o gli argomenti trattati e aggiungi rami per le risposte o le informazioni pertinenti.
- Questa pratica ti aiuta a identificare i modelli e a concentrarti sulle aree che probabilmente verranno testate.

2. Revisione e conservazione delle informazioni

- **Pratica di richiamo attivo**:
  - Usa le mappe mentali per praticare il ricordo attivo, una tecnica collaudata per migliorare la memoria.
  - Inizia con un nodo centrale denominato "Revisione".
  - Espanditi in argomenti chiave o domande che devi ricordare.
  - Copri i rami secondari e prova a richiamare le informazioni dalla memoria prima di controllare la precisione della tua mappa mentale.
  - Questa tecnica rafforza la tua capacità di ricordare e rafforza la tua comprensione del materiale.

- ○ **Ripetizione distanziata**:
  - ■ Crea una mappa mentale per pianificare il tuo programma di ripetizioni distanziate.
  - ■ Inizia con un nodo centrale etichettato "Ripetizione spaziata".
  - ■ Suddividersi in diverse sessioni di studio, ciascuna delle quali rappresenta un intervallo di revisione (ad esempio, un giorno, una settimana, un mese).
  - ■ Sotto ogni sessione, elenca gli argomenti o i concetti che devi rivedere.
  - ■ La ripetizione distanziata ti aiuta a rafforzare la conoscenza a intervalli ottimali, migliorando la conservazione a lungo termine.

3. **Prove pratiche e simulazioni**

- ○ **Simulazione delle condizioni dell'esame**:
  - ■ Utilizza le mappe mentali per creare test pratici e simulare le condizioni dell'esame.
  - ■ Inizia con un nodo centrale denominato "Test pratico".

- Suddividersi in diverse sezioni, ciascuna delle quali rappresenta una parte dell'esame (ad esempio, scelta multipla, saggi, risoluzione di problemi).
- Sotto ciascuna sezione, elenca domande o problemi pratici.
- Sostieni il test pratico in condizioni cronometrate per abituarti al formato dell'esame e migliorare le tue capacità di gestione del tempo.
- **Analisi delle prestazioni**:
  - Crea una mappa mentale per analizzare le tue prestazioni nei test pratici.
  - Inizia con un nodo centrale denominato "Analisi del test".
  - Analizza diversi aspetti della tua performance, come "punti di forza", "debolezze", "errori comuni" e "aree di miglioramento".
  - Sotto ogni ramo, elenca le osservazioni e le azioni specifiche che puoi intraprendere per migliorare le tue prestazioni.

- Questa analisi ti aiuta a identificare le lacune nelle tue conoscenze e a sviluppare strategie per affrontarle.

Incorporando la mappatura mentale nelle tue attività accademiche, puoi migliorare le tue tecniche di prendere appunti, studiare, scrivere saggi e preparare gli esami. Questo approccio visivo e strutturato rende l'apprendimento più coinvolgente ed efficace, aiutandoti a raggiungere il successo accademico. Nella parte successiva del libro esploreremo come le mappe mentali possono essere applicate allo sviluppo personale, offrendo strategie pratiche per aiutarti a raggiungere una vita equilibrata e appagante.

Parte 3

Sviluppo personale attraverso le mappe mentali

Capitolo 7

Cura di sé e consapevolezza

La cura di sé e la consapevolezza sono componenti essenziali per il mantenimento del benessere generale, soprattutto per le donne con ADHD. La mappatura mentale può essere un potente strumento per pianificare e monitorare le routine di cura di sé e monitorare il proprio umore e i fattori scatenanti emotivi. In questo capitolo esploreremo come incorporare le mappe mentali nelle tue pratiche di cura di sé e consapevolezza.

Utilizzo delle mappe mentali per pianificare routine di cura di sé

Creare una routine strutturata di cura di sé può aiutarti a dare priorità al tuo benessere e ad assicurarti di prenderti del tempo per coltivarti tra le responsabilità quotidiane.

1. **Progettare la tua routine di cura di te stesso**

    o **Creazione di una mappa per la cura di sé:**
        - Inizia con un nodo centrale denominato "Routine di cura personale".

- Suddivisi in diverse categorie di cura di sé, come "Salute fisica", "Salute mentale", "Benessere emotivo", "Connessioni sociali" e "Attività ricreative".
- Sotto ciascuna categoria, elenca le attività specifiche di cura di sé. Ad esempio, nella sezione "Salute fisica" potresti includere "Esercizio fisico", "Alimentazione sana", "Sonno" e "Idratazione".
- Utilizza colori e simboli per distinguere le categorie ed evidenziare le attività che sono particolarmente importanti per te.

- **Pianificazione giornaliera e settimanale**:
  - Crea rami separati per le attività di cura personale giornaliere, settimanali e mensili.
  - Nella sezione "Ogni giorno", elenca attività come "Stretch mattutino", "Meditazione", "Colazione salutare" e "Journaling".
  - In "Settimanale", includi attività come "Lezione di yoga", "Sessione di terapia", "Passeggiata

nella natura" e "Incontro con gli amici".

- Nella sezione "Mensile" potresti elencare attività come "Giornata alla Spa", "Club del libro" e "Riflessione personale".

2. **Stabilire obiettivi di cura di sé**

○ **Obiettivi a breve e lungo termine**:
- Inizia con un nodo centrale denominato "Obiettivi di cura personale".
- Diramarsi in "Obiettivi a breve termine" e "Obiettivi a lungo termine".
- Sotto ogni ramo, elenca gli obiettivi specifici. Ad esempio, un obiettivo a breve termine potrebbe essere "Fai esercizio fisico 3 volte a settimana", mentre un obiettivo a lungo termine potrebbe essere "Correre 5 km".

○ **Passaggi di azione**:
- Per ciascun obiettivo, creare sottorami che delineino i passaggi necessari per raggiungerlo.
- Ad esempio, nella sezione "Esercizio fisico 3 volte a

settimana" potresti includere passaggi come "Iscriviti a una palestra", "Crea un programma di allenamento" e "Monitora i progressi".

- Questo approccio dettagliato ti aiuta a suddividere i tuoi obiettivi in attività gestibili e a rimanere motivato.

3. **Visualizzare il tuo percorso di cura di te stesso**

- **Monitoraggio dei progressi**:
  - Crea una mappa mentale per monitorare i tuoi progressi con le attività e gli obiettivi di cura di te stesso.
  - Inizia con un nodo centrale denominato "Progresso nella cura di sé".
  - Suddividi in diversi intervalli di tempo, come "Giornaliero", "Settimanale" e "Mensile".

- Sotto ogni arco temporale, elenca le attività che hai completato ed eventuali osservazioni o riflessioni.
- Utilizza simboli o colori per indicare le attività completate e i traguardi raggiunti.

- **Riflessione e aggiustamento**:
    - Rivedi periodicamente la tua mappa mentale sulla cura di te stesso per riflettere su cosa funziona e cosa necessita di aggiustamenti.
    - Crea un ramo denominato "Riflessione" con sottorami per "Successi", "Sfide" e "Miglioramenti".
    - Nella sezione "Successi", elenca le attività e gli obiettivi che hai raggiunto.
    - Nella sezione "Sfide", annota eventuali difficoltà o ostacoli che hai incontrato.
    - Nella sezione "Miglioramenti", delinea i cambiamenti o le nuove strategie per migliorare la tua routine di cura di te stesso.

Monitoraggio dell'umore e dei trigger emotivi

Comprendere e gestire il proprio umore e i fattori scatenanti emotivi è fondamentale per mantenere il benessere mentale ed emotivo. La mappatura mentale può aiutarti a tenere traccia dei modelli e sviluppare strategie di coping.

1. **Monitoraggio dell'umore**

   - **Creazione di una mappa dell'umore**:
     - Inizia con un nodo centrale denominato "Mood Tracker".
     - Espandi i diversi stati d'animo o emozioni che provi, come "Felice", "Ansioso", "Triste", "Eccitato" e "Frustrato".
     - Sotto ogni stato d'animo, elenca eventi, situazioni o attività specifici che in genere innescano quello stato d'animo.
     - Utilizza i colori per rappresentare stati d'animo diversi, rendendo la mappa visivamente chiara e facile da interpretare.
   - **Registro giornaliero dell'umore**:

- Crea una mappa mentale quotidiana del registro dell'umore.
- Inizia con un nodo centrale denominato "Registro giornaliero dell'umore".
- Suddividi i giorni della settimana.
- Sotto ogni giorno, elenca gli stati d'animo predominanti che hai sperimentato ed eventuali eventi o fattori scatenanti significativi.
- Questo monitoraggio quotidiano ti aiuta a identificare i modelli e a capire in che modo i diversi fattori influenzano il tuo umore.

2. **Identificazione dei trigger emotivi**

- **Trigger di mappatura**:
    - Crea una mappa mentale focalizzata sui trigger emotivi.
    - Inizia con un nodo centrale denominato "Trigger emotivi".
    - Suddivisi in diverse categorie di fattori scatenanti, come "stress lavorativo", "problemi relazionali", "preoccupazioni per la salute", "preoccupazioni finanziarie" e "fattori ambientali".

- Sotto ciascuna categoria, elenca i trigger specifici. Ad esempio, nella sezione "Stress lavorativo" potresti includere "Scadenze", "Carico di lavoro elevato" e "Conflitti con i colleghi".
- **Sviluppare strategie di coping**:
  - Per ciascun trigger, creare sottorami che delineano le strategie di coping.
  - Ad esempio, nella sezione "Scadenze" potresti elencare strategie come "Dai priorità alle attività", "Dividi il lavoro in passaggi più piccoli" e "Fai brevi pause".
  - Questo approccio ti aiuta a prepararti e a gestire in modo efficace i fattori scatenanti emotivi.

3. **Riflettere sui modelli emotivi**

- **Creazione di una mappa di riflessione emotiva**:
  - Inizia con un nodo centrale denominato "Riflessione emotiva".

- Suddividi in diversi intervalli di tempo, come "Giornaliero", "Settimanale" e "Mensile".
- Sotto ogni intervallo di tempo, elenca le emozioni predominanti che hai vissuto e qualsiasi intuizione o riflessione significativa.
- Usa simboli o colori per evidenziare schemi ricorrenti o cambiamenti emotivi significativi.

- **Identificazione delle tendenze**:
  - Crea una mappa mentale per identificare le tendenze nei tuoi modelli emotivi.
  - Inizia con un nodo centrale denominato "Tendenze emotive".
  - Suddivisi in diverse categorie come "Tendenze positive" e "Tendenze negative".
  - Sotto ciascuna categoria, elenca le tendenze specifiche che hai notato. Ad esempio, nella sezione "Tendenze positive" potresti includere "Maggiore felicità con l'esercizio fisico regolare".
  - Questa analisi ti aiuta a capire come diversi fattori influenzano le

tue emozioni e ad adattare di conseguenza le tue strategie di cura di te stesso.

Incorporando la mappatura mentale nelle tue pratiche di cura di te stesso e consapevolezza, puoi creare routine strutturate, tenere traccia del tuo umore e dei fattori scatenanti emotivi e sviluppare strategie di coping efficaci. Questo approccio visivo e organizzato ti aiuta a dare priorità al tuo benessere e a raggiungere una vita equilibrata e appagante.

Capitolo 8

Gestione dello stress

Gestire lo stress è vitale per mantenere la salute mentale e fisica, in particolare per le donne con ADHD. La mappatura mentale può essere uno strumento prezioso per identificare i fattori di stress, esplorare i meccanismi di coping e organizzare tecniche di rilassamento. Questo capitolo ti guiderà su come utilizzare la mappatura mentale per gestire efficacemente lo stress.

Identificazione dei fattori di stress e dei meccanismi di coping

Comprendere le fonti del tuo stress e sviluppare strategie per gestirle può ridurre significativamente il loro impatto sulla tua vita.

1. **Identificazione dei fattori di stress**

   - **Creazione di una mappa dei fattori di stress:**
     - Inizia con un nodo centrale denominato "Stress".
     - Suddivisi in diverse categorie di fattori di stress, come "Lavoro",

"Relazioni", "Salute", "Finanze" e "Vita quotidiana".

- Sotto ciascuna categoria, elenca i fattori di stress specifici. Ad esempio, nella sezione "Lavoro" potresti includere "Scadenze", "Straordinari", "Carico di lavoro" e "Conflitto con i colleghi".
- Utilizza i colori per distinguere le categorie ed evidenziare fattori di stress particolarmente gravi o frequenti.

- **Monitoraggio dei fattori di stress nel tempo**:
    - Crea una mappa mentale per monitorare i fattori di stress nel tempo.
    - Inizia con un nodo centrale denominato "Stress Tracker".
    - Suddividi in diversi intervalli di tempo, come "Giornaliero", "Settimanale" e "Mensile".
    - Sotto ogni intervallo di tempo, elenca i fattori di stress che hai riscontrato e il loro impatto sul tuo umore e sul tuo benessere.
    - Questo monitoraggio ti aiuta a identificare modelli e capire come

diversi fattori influenzano i tuoi livelli di stress.

2. **Esplorare i meccanismi di coping**

- **Mappatura delle strategie di coping**:
  - Inizia con un nodo centrale denominato "Meccanismi di coping".
  - Suddivisi in diverse categorie di strategie di coping, come "Attività fisiche", "Tecniche mentali", "Supporto emotivo" e "Soluzioni pratiche".
  - Sotto ciascuna categoria, elenca le strategie specifiche. Ad esempio, nella sezione "Attività fisiche" potresti includere "Esercizio fisico", "Yoga", "Camminate" e "Respirazione profonda".
  - Usa colori e simboli per rappresentare diversi tipi di meccanismi di coping e la loro efficacia.
- **Personalizzare le strategie di coping**:
  - Crea una mappa mentale per personalizzare le tue strategie di coping.

- Inizia con un nodo centrale denominato "Le mie strategie di coping".
- Suddividersi in diversi fattori di stress o categorie di stress.
- Sotto ogni ramo, elenca i meccanismi di coping che hai trovato efficaci per gestire quel particolare fattore di stress.
- Questo approccio personalizzato ti aiuta a sviluppare un piano di gestione dello stress su misura che funzioni meglio per te.

Creazione di una mappa mentale per le tecniche di rilassamento

Le tecniche di rilassamento sono essenziali per ridurre lo stress e promuovere il benessere generale. La mappatura mentale può aiutarti a esplorare e organizzare vari metodi di rilassamento.

1. **Esplorare le tecniche di rilassamento**

    o **Creazione di una mappa del rilassamento**:

- Inizia con un nodo centrale denominato "Tecniche di rilassamento".
- Suddivisi in diverse categorie di metodi di rilassamento, come "Rilassamento fisico", "Rilassamento mentale", "Rilassamento sensoriale" e "Rilassamento creativo".
- Sotto ciascuna categoria, elenca le tecniche specifiche. Ad esempio, nella sezione "Rilassamento fisico" potresti includere "Rilassamento muscolare progressivo", "Stretching", "Massaggio" e "Bagno caldo".
- Usa colori e simboli per distinguere le categorie ed evidenziare le tecniche che ritieni particolarmente rilassanti.
  - **Tecniche di dettaglio**:
    - Per ogni tecnica di rilassamento, crea sottorami che delineano i passaggi o i componenti della tecnica.
    - Ad esempio, nella sezione "Rilassamento muscolare progressivo" potresti elencare

passaggi come "Trova uno spazio tranquillo", "Siediti o sdraiati comodamente", "Gruppi muscolari tesi" e "Rilassa i gruppi muscolari".

- ■ Questo approccio dettagliato ti aiuta a comprendere e praticare ogni tecnica in modo efficace.

2. **Pianificazione di sessioni di rilassamento**

- o **Pianificazione del tempo di relax**:
    - ■ Crea una mappa mentale per pianificare e programmare sessioni di rilassamento.
    - ■ Inizia con un nodo centrale denominato "Programma di rilassamento".
    - ■ Suddividi in diversi intervalli di tempo, come "Giornaliero", "Settimanale" e "Mensile".
    - ■ Sotto ogni intervallo di tempo, elenca le tecniche di rilassamento che intendi praticare e il tempo specifico che dedicherai ad esse.
    - ■ Questa pianificazione ti assicura di prenderti regolarmente del tempo per rilassarti e ricaricarti.

- ○ **Combinazione di tecniche**:
    - ■ Utilizza una mappa mentale per combinare diverse tecniche di rilassamento in una routine di rilassamento completa.
    - ■ Inizia con un nodo centrale denominato "Routine di rilassamento".
    - ■ Suddividi in diversi blocchi orari, come "Mattina", "Pomeriggio" e "Sera".
    - ■ Sotto ogni periodo di tempo, elenca le tecniche di rilassamento che intendi praticare.
    - ■ Ad esempio, la tua routine "mattutina" potrebbe includere "meditazione" e "stretching", mentre la tua routine "serale" potrebbe includere "bagno caldo" e "lettura".
    - ■ Questo approccio completo ti aiuta a integrare il relax nella tua vita quotidiana.

3. **Riflettendo sulle tecniche di rilassamento**

- ○ **Creazione di una mappa di riflessione**:

- Inizia con un nodo centrale etichettato "Riflessione rilassante".
- Suddividi in diversi intervalli di tempo, come "Giornaliero", "Settimanale" e "Mensile".
- Sotto ogni intervallo di tempo, elenca le tecniche di rilassamento che hai praticato e il loro impatto sui livelli di stress e sul benessere.
- Utilizza simboli o colori per indicare l'efficacia di ciascuna tecnica e gli eventuali aggiustamenti che intendi apportare.
  - **Individuazione di tendenze e aggiustamenti**:
    - Crea una mappa mentale per identificare le tendenze e apportare modifiche alle tue tecniche di rilassamento.
    - Inizia con un nodo centrale denominato "Tendenze di rilassamento".
    - Suddivisi in diverse categorie, come "Tecniche più efficaci", "Tecniche meno efficaci" e "Nuove tecniche da provare".

- Sotto ciascuna categoria, elencare osservazioni e aggiustamenti specifici. Ad esempio, nella sezione "Tecniche più efficaci" potresti includere "Respirazione profonda prima di dormire".
- Questa analisi ti aiuta a perfezionare le tue pratiche di rilassamento e a scoprire cosa funziona meglio per te.

Incorporando la mappatura mentale nelle tue pratiche di gestione dello stress, puoi identificare i fattori di stress, sviluppare meccanismi di coping efficaci ed esplorare varie tecniche di rilassamento. Questo approccio strutturato e visivo ti aiuta a gestire lo stress in modo più efficace, promuovendo uno stile di vita equilibrato e sano.

Capitolo 9

Costruire relazioni sane

Le relazioni sane sono vitali per il benessere emotivo e la felicità generale, soprattutto per le donne con ADHD che possono affrontare sfide uniche nelle dinamiche di comunicazione e relazione. Le mappe mentali possono essere un potente strumento per migliorare le strategie di comunicazione e comprendere le dinamiche relazionali. Questo capitolo ti guiderà su come utilizzare la mappatura mentale per favorire relazioni sane.

Mappatura delle strategie di comunicazione

Una comunicazione efficace è il fondamento di ogni relazione sana. La mappatura mentale può aiutarti a sviluppare e visualizzare strategie per migliorare le tue capacità di comunicazione.

1. **Identificazione degli stili di comunicazione**

   - **Creazione di una mappa degli stili di comunicazione:**

- Inizia con un nodo centrale denominato "Stili di comunicazione".
- Espanditi in diversi stili di comunicazione, come "Assertivo", "Passivo", "Aggressivo" e "Passivo-Aggressivo".
- Sotto ogni stile, elenca caratteristiche ed esempi. Ad esempio, nella sezione "Assertivo" potresti includere "Esprime chiaramente i bisogni", "Rispetta gli altri" e "Mantiene il contatto visivo".
- Usa colori e simboli per distinguere gli stili ed evidenziare quello che intendi adottare.

- **Autovalutazione**:
  - Crea una mappa mentale per valutare il tuo attuale stile di comunicazione.
  - Inizia con un nodo centrale denominato "Il mio stile di comunicazione".
  - Espanditi in diverse situazioni, come "Al lavoro", "Con la famiglia", "Con gli amici" e "In conflitto".

- In ogni situazione, elenca i tuoi comportamenti comunicativi tipici e identifica eventuali modelli o aree di miglioramento.

2. **Sviluppare tecniche di comunicazione efficaci**

- **Mappatura delle tecniche di comunicazione**:
    - Inizia con un nodo centrale denominato "Tecniche di comunicazione".
    - Esegui diverse tecniche, come "Ascolto attivo", "Espressione chiara", "Comunicazione non verbale" e "Feedback".
    - Sotto ciascuna tecnica, elenca le strategie specifiche. Ad esempio, nella sezione "Ascolto attivo" potresti includere "Mantieni il contatto visivo", "Annuisci per mostrare comprensione" e "Parafrasa per confermare la comprensione".
    - Usa colori e simboli per enfatizzare strategie e tecniche chiave.
- **Creazione di piani di comunicazione:**

- Utilizza una mappa mentale per sviluppare piani di comunicazione per situazioni specifiche.
- Inizia con un nodo centrale denominato "Piano di comunicazione".
- Espanditi in diversi scenari, come "Discutere i bisogni", "Risolvere i conflitti" e "Fornire feedback".
- In ogni scenario, elenca i passaggi e le tecniche che utilizzerai per comunicare in modo efficace.
- Ad esempio, nella sezione "Risoluzione dei conflitti" potresti includere passaggi come "Mantieni la calma", "Ascolta attivamente", "Esprimi chiaramente i tuoi sentimenti" e "Cerca una soluzione reciprocamente vantaggiosa".

3. Migliorare la comunicazione non verbale

- **Mappatura di segnali non verbali**:
  - Crea una mappa mentale per esplorare i segnali di comunicazione non verbale.

- Inizia con un nodo centrale etichettato "Comunicazione non verbale".
        - Diramati in diversi tipi di segnali non verbali, come "Linguaggio del corpo", "Espressioni facciali", "Gesti" e "Tono di voce".
        - Sotto ogni tipo, elenca i segnali specifici e il loro significato. Ad esempio, nella sezione "Linguaggio del corpo" potresti includere "Braccia incrociate (difensiva)", "Postura aperta (ricettiva)" e "Protendersi in avanti (interesse)".
        - Usa immagini o icone per rappresentare visivamente ogni spunto.
    - **Praticare la comunicazione non verbale**:
        - Crea una mappa mentale per esercitare e migliorare le tue capacità di comunicazione non verbale.
        - Inizia con un nodo centrale etichettato "Pratica non verbale".

- Diramati in diverse aree, come "Contatto visivo", "Postura", "Gesti" ed "Espressioni facciali".
- Sotto ciascuna area, elenca esercizi o pratiche specifiche. Ad esempio, nella sezione "Contatto visivo" potresti includere "Mantieni il contatto visivo per 5 secondi", "Esercitati con uno specchio" e "Osserva gli altri".
- Questo approccio strutturato ti aiuta a migliorare la tua comunicazione non verbale e a rendere le tue interazioni più efficaci.

Comprendere le dinamiche relazionali

Comprendere le dinamiche delle tue relazioni può aiutarti a gestirle in modo più efficace e a favorire connessioni più sane.

1. **Mappatura delle dinamiche relazionali**

   - **Creazione di una mappa delle relazioni:**
     - Inizia con un nodo centrale denominato "Dinamiche relazionali".

- Espandi in diversi tipi di relazioni, come "Famiglia", "Amici", "Partner romantici" e "Colleghi".
- Sotto ciascuna tipologia, elenca le dinamiche e le interazioni chiave. Ad esempio, nella sezione "Famiglia" potresti includere "Aspettative dei genitori", "Rivalità tra fratelli" e "Modelli di comunicazione".
- Usa colori e simboli per rappresentare le dinamiche positive e negative.

- **Analisi dei modelli di relazione**:
  - Crea una mappa mentale per analizzare i modelli nelle tue relazioni.
  - Inizia con un nodo centrale denominato "Modelli di relazione".
  - Suddividere in diversi fattori, come "Comunicazione", "Conflitto", "Supporto" e "Confini".
  - Sotto ciascun fattore, elenca i modelli specifici che hai osservato nelle diverse relazioni.

■ Ad esempio, nella sezione "Conflitto" potresti notare schemi come "Evitamento nelle relazioni romantiche" o "Litigi frequenti con i fratelli".

■ Questa analisi ti aiuta a identificare le aree di miglioramento e a comprendere le dinamiche sottostanti delle tue relazioni.

2. **Stabilire i confini**

○ **Mappatura dei confini**:

■ Inizia con un nodo centrale denominato "Impostazione dei confini".

■ Espanditi in diverse aree in cui è necessario stabilire dei confini, come "emotivo", "fisico", "tempo" e "spazio personale".

■ Sotto ciascuna area, elenca i confini specifici. Ad esempio, nella sezione "Emotivo" potresti includere "Esprimi apertamente i tuoi sentimenti", "Limita le interazioni negative" e "Cerca il rispetto reciproco".

- Usa colori e simboli per rappresentare diversi tipi di confini e la loro importanza.
- **Comunicare i confini**:
    - Crea una mappa mentale per pianificare come comunicare i tuoi confini.
    - Inizia con un nodo centrale denominato "Confini di comunicazione".
    - Espandi in diversi scenari, come "Con la famiglia", "Con gli amici", "Al lavoro" e "In relazioni romantiche".
    - Per ogni scenario, elenca i passaggi e le strategie che utilizzerai per comunicare i tuoi limiti in modo chiaro e assertivo.
    - Ad esempio, in "Al lavoro", potresti includere passaggi come "Programma una riunione", "Spiega i confini", "Fornisci motivazioni" e "Ricerca un accordo".
    - Questo approccio strutturato ti aiuta a comunicare in modo efficace i tuoi confini e a garantire che vengano rispettati.

3. **Migliorare la qualità delle relazioni**

- **Mappatura degli obiettivi relazionali:**
  - Inizia con un nodo centrale denominato "Obiettivi di relazione".
  - Espandi in diversi tipi di relazioni, come "Famiglia", "Amici", "Partner romantici" e "Colleghi".
  - Sotto ogni tipologia, elenca gli obiettivi specifici che desideri raggiungere. Ad esempio, nella sezione "Amici" potresti includere "Trascorri più tempo di qualità insieme", "Sii più solidale" e "Risolvi i conflitti amichevolmente".
  - Usa colori e simboli per rappresentare obiettivi a breve e lungo termine.
- **Pianificazione delle attività relazionali:**
  - Crea una mappa mentale per pianificare attività che migliorino la qualità delle tue relazioni.
  - Inizia con un nodo centrale denominato "Attività relazionali".
  - Suddividi in diversi tipi di attività, come "Tempo di qualità", "Azioni

di supporto", "Risoluzione dei conflitti" e "Celebrazioni".

- Sotto ogni tipologia, elenca le attività specifiche. Ad esempio, in "Quality Time", potresti includere "Appuntamenti settimanali per il caffè", "Hobby condivisi" e "Check-in regolari".
- Questa pianificazione ti aiuta a stabilire le priorità e a investire in attività che rafforzano le tue relazioni.

Incorporando la mappatura mentale nelle tue pratiche di costruzione delle relazioni, puoi migliorare la comunicazione, comprendere le dinamiche relazionali e favorire connessioni più sane. Questo approccio strutturato e visivo ti aiuta a navigare nelle relazioni in modo più efficace, promuovendo il benessere emotivo e la felicità generale.

Parte 4

Storie di successo Nella vita reale

Capitolo 10

Interviste con donne che usano le mappe mentali

In questo capitolo esploreremo le storie di successo nella vita reale di donne provenienti da contesti diversi che hanno sfruttato il potere delle mappe mentali per trasformare le loro vite. Queste interviste evidenziano i diversi modi in cui le mappe mentali possono avere un impatto sulle attività personali, professionali e accademiche, offrendo ispirazione e spunti pratici per il tuo viaggio.

Storie di successo provenienti da contesti diversi

1.   **Sarah: L'imprenditore**

     o   **Sfondo**: Sarah è un'imprenditrice di successo che gestisce la propria agenzia di marketing. Con la diagnosi di ADHD poco più che ventenne, Sarah ha lottato per organizzare i suoi pensieri e gestire la sua attività in modo efficiente.

- ○ **Sfide**:
  - Difficoltà a dare priorità ai compiti
  - Sopraffatto dalla gestione del progetto
  - Problemi di comunicazione con il suo team

- ○ **Come è stata d'aiuto la mappatura mentale**:
  - **Priorità delle attività**: Sarah utilizza le mappe mentali per suddividere le sue attività quotidiane e settimanali. Inizia con un nodo centrale per la settimana e si ramifica nei progetti dei clienti, nelle attività interne e negli impegni personali. Questa organizzazione visiva la aiuta a stabilire le priorità in modo efficace.
  - **Gestione del progetto**: Per ogni progetto del cliente, Sarah crea una mappa mentale dettagliata che delinea la sequenza temporale del

progetto, le tappe fondamentali, i risultati finali e le responsabilità del team. Questa struttura mantiene il suo team allineato e i progetti sulla buona strada.

- **Comunicazione di squadra**: Sarah conduce sessioni di brainstorming con il suo team utilizzando mappe mentali. Questo strumento collaborativo consente a tutti di contribuire con idee e visualizzare i progressi del progetto, migliorando la comunicazione e la collaborazione complessive.

- **Impatto sulla vita**: La mappatura mentale ha consentito a Sarah di gestire la sua attività in modo più efficace, ridurre lo stress e promuovere un ambiente di squadra più produttivo e coeso.

2. **Emily: la studentessa laureata**

- **Sfondo**: Emily è una studentessa laureata in psicologia a cui è stato diagnosticato l'ADHD durante i suoi studi universitari.

Ha dovuto affrontare sfide nel rimanere organizzata, gestire i suoi corsi e prepararsi per gli esami.

- **Sfide**:
    - Organizzazione di materiali di ricerca estesi
    - Progettazione e stesura tesi
    - Preparazione per l'esame

- **Come è stata d'aiuto la mappatura mentale**:
    - **Organizzazione di ricerca**: Emily usa le mappe mentali per organizzare i suoi materiali di ricerca. Crea un nodo centrale per l'argomento della sua tesi e si ramifica in vari sottoargomenti, elencando articoli, teorie e risultati chiave sotto ciascun ramo. Questo metodo le consente di vedere le connessioni tra diverse informazioni e di strutturare la sua revisione della letteratura in modo efficace.

- **Pianificazione della tesi**: Per la sua tesi, Emily crea una mappa mentale dettagliata che delinea ogni capitolo e sezione. Suddivide ciascuna parte in compiti più piccoli, come revisione della letteratura, metodologia, analisi dei dati e discussione. Questa ripartizione la aiuta a gestire il suo tempo e a progredire costantemente.

- **Preparazione per l'esame**: Emily crea mappe mentali per ogni argomento, riassumendo concetti chiave, teorie e dettagli importanti. Questo riepilogo visivo la aiuta a rivedere in modo efficiente e a conservare meglio le informazioni.

- **Impatto sulla vita**: La mappatura mentale ha aiutato Emily a rimanere organizzata, a gestire il suo carico di lavoro accademico e a raggiungere il successo accademico con meno stress e maggiore sicurezza.

3. **Lily: la mamma che lavora**

- **Sfondo**: Lily è una madre di due figli che lavora e si destreggia tra la carriera finanziaria e le responsabilità familiari. Con la diagnosi di ADHD quando aveva circa 30 anni, Lily ha lottato per trovare un equilibrio tra lavoro e vita domestica.

- **Sfide**:
  - Gestione del tempo tra lavoro e famiglia
  - Pianificazione delle attività e delle responsabilità familiari
  - Gestire le faccende domestiche
- **Come è stata d'aiuto la mappatura mentale**:
  - **Gestione del tempo**: Lily usa le mappe mentali per pianificare il suo programma settimanale. Crea un nodo centrale per la settimana e si ramifica in compiti lavorativi, attività familiari e tempo personale. Ciò la aiuta a distribuire il tempo in modo efficace e garantisce un equilibrio

tra la sua vita professionale e quella personale.

- **Pianificazione famigliare**: Per le attività e le responsabilità familiari, Lily crea una mappa mentale che include rami per il programma, i compiti e le attività di ciascun membro della famiglia. Questo approccio collaborativo aiuta la sua famiglia a rimanere organizzata e garantisce che tutti conoscano le proprie responsabilità.

- **Gestione della casa**: Lily crea mappe mentali per le faccende domestiche, suddividendole in attività giornaliere, settimanali e mensili. Questa organizzazione visiva la aiuta a gestire la casa in modo più efficiente e a delegare i compiti ai membri della famiglia.

- **Impatto sulla vita**: La mappatura mentale ha permesso a Lily di raggiungere un migliore equilibrio tra lavoro e vita privata, ridurre lo stress e creare una vita familiare più organizzata e armoniosa.

4.   **Maya: la professionista creativa**

- **Sfondo**: Maya è una graphic designer che lavora come freelance. A cui è stato diagnosticato l'ADHD da adolescente, Maya ha dovuto affrontare difficoltà nel rimanere concentrata sui progetti, gestire le scadenze e promuovere la creatività.

- **Sfide**:
    - Mantenere l'attenzione sui progetti di design
    - Rispettare le scadenze del cliente
    - Stimolare le idee creative

- **Come è stata d'aiuto la mappatura mentale**:
    - **Focus del progetto**: Maya utilizza le mappe mentali per delineare ogni progetto di design. Crea un nodo centrale per il progetto e si ramifica nei requisiti del cliente, nelle idee di progettazione, nelle tempistiche e nei risultati finali. Questa struttura la mantiene

concentrata e garantisce che soddisfi le aspettative dei clienti.

- **Gestione delle scadenze**: Per ogni progetto, Maya crea una mappa mentale dettagliata della sequenza temporale. Suddivide il progetto in fasi e compiti, assegnando scadenze a ciascuno. Questo piano visivo la aiuta a rimanere sul pezzo e a rispettare le scadenze in modo coerente.

- **Promuovere la creatività**: Maya utilizza le mappe mentali per il brainstorming di idee progettuali. Inizia con un tema centrale e si ramifica in diversi concetti, combinazioni di colori ed elementi di design. Questa visualizzazione a flusso libero stimola la sua creatività e la aiuta a generare idee uniche.

○ **Impatto sulla vita**: La mappatura mentale ha aiutato Maya a rimanere concentrata sui suoi progetti, a gestire il suo tempo in modo efficace e a migliorare la sua creatività, portandola a una carriera freelance di successo.

Come le mappe mentali hanno influenzato le loro vite

Le storie di successo di Sarah, Emily, Lily e Maya dimostrano il potere di trasformazione della mappatura mentale per le donne con ADHD. Incorporando la mappatura mentale nella loro routine quotidiana, queste donne sono state in grado di:

- **Migliorare l'organizzazione**: La mappatura mentale fornisce un modo visivo e strutturato per organizzare compiti, progetti e responsabilità, riducendo lo stress e migliorando l'efficienza.
- **Migliora la gestione del tempo**: Suddividendo i compiti e programmando le attività, la mappatura mentale aiuta a gestire il tempo in modo più efficace e garantisce un equilibrio tra i diversi ambiti della vita.
- **Aumenta la creatività**: La mappatura mentale stimola il pensiero creativo e la generazione di idee, facilitando il brainstorming e lo sviluppo di soluzioni innovative.
- **Rafforzare la comunicazione**: La mappatura mentale facilita una comunicazione più chiara ed

efficace, sia in contesti professionali che nelle relazioni personali.

- **Raggiungere obbiettivi**: Fissando obiettivi chiari e delineando passaggi attuabili, la mappatura mentale aiuta le donne con ADHD a rimanere concentrate e motivate, portandole al raggiungimento delle loro aspirazioni.

Queste storie evidenziano che la mappatura mentale non è solo uno strumento organizzativo ma una potente strategia per la crescita personale e professionale. Nei prossimi capitoli esploreremo altri esempi di vita reale e forniremo suggerimenti pratici su come applicare la mappatura mentale a vari aspetti della tua vita, rafforzandoti nel tuo viaggio nell'ADHD.

Capitolo 11

Testimonianze personali

In questo capitolo presentiamo resoconti anonimi di lettori che hanno abbracciato la mappatura mentale come strumento per gestire il proprio ADHD. Queste testimonianze personali offrono suggerimenti pratici, lezioni apprese e consigli per i nuovi arrivati. Ogni storia riflette le sfide e le vittorie uniche vissute dalle donne con ADHD, dimostrando i diversi modi in cui la mappatura mentale può essere integrata nella vita quotidiana.

Account anonimi e suggerimenti dei lettori

1. **Conto 1: Il professionista impegnato**

   - **Sfide**: Bilanciare una carriera impegnativa con la vita personale.

   - **Come è stata d'aiuto la mappatura mentale**:
     - **Gestione delle attività quotidiane**: "Utilizzo una mappa mentale quotidiana per elencare le

mie attività. Ogni giorno inizio con un nodo centrale etichettato con la data e mi dirama in diverse categorie: Lavoro, Personale e Commissioni. Questa struttura mi aiuta a visualizzare la mia giornata e a dare priorità alle attività ."

- **Preparazione dell'incontro**: "Prima delle riunioni importanti, creo una mappa mentale per delineare l'ordine del giorno, i punti chiave e le domande che devo porre. Questa preparazione mi fa sentire più sicuro e mi assicura di non dimenticare nulla di importante."

- **Suggerimenti**: "Inizia in piccolo. Usa prima la mappatura mentale per le attività quotidiane e, una volta che ti senti a tuo agio, espandila a progetti più grandi. Inoltre, mantieni le tue mappe semplici e ordinate per evitare di sentirti sopraffatto."

2. **Conto 2: La mamma casalinga**

○ **Sfide**: Gestire le responsabilità domestiche e prendersi cura dei bambini.

○ **Come è stata d'aiuto la mappatura mentale**:

■ **Gestione dei compiti**: "Ho creato una mappa mentale per le faccende domestiche, divisa in compiti giornalieri, settimanali e mensili. Ogni membro della famiglia ha il proprio ramo con compiti assegnati. Questo programma visivo rende più facile per tutti comprendere le proprie responsabilità."

■ **Attività familiari**: "Utilizziamo le mappe mentali per pianificare attività e gite familiari. Ogni mappa include potenziali attività, luoghi e preparativi necessari. Ciò ha reso la pianificazione divertente e coinvolgente per tutta la famiglia."

o **Suggerimenti**: "Coinvolgi la tua famiglia nel processo. Quando tutti contribuiscono alla mappa mentale, si crea un senso di responsabilità condivisa e i compiti sembrano meno gravosi."

3. **Conto 3: Lo studente**

o **Sfide**: Rimanere organizzati con i corsi e la preparazione agli esami.

o **Come è stata d'aiuto la mappatura mentale**:

■ **Piani di studio**: "Utilizzo le mappe mentali per creare piani di studio per ciascuna materia. Inizio con il nome della materia al centro e mi dirigo in argomenti, sottoargomenti e concetti chiave. Questo mi aiuta a vedere il quadro generale e mi assicura di coprire tutto il materiale necessario. "

■ **Scrittura di saggi**: "Per i compiti di saggio, delineo la mia tesi, gli argomenti principali e le prove a sostegno utilizzando una mappa mentale. Questo metodo mantiene la mia scrittura focalizzata e ben strutturata."

- **Suggerimenti**: "Utilizza colori diversi per rami diversi per separare visivamente gli argomenti. Rende la tua mappa mentale più coinvolgente e più facile da navigare durante le sessioni di studio."

4. **Conto 4: L'artista**

- **Sfide**: Gestire progetti creativi e trovare ispirazione.

- **Come è stata d'aiuto la mappatura mentale**:
  - **Pianificazione del progetto**: "Del Liscio ogni progetto artistico, iniziando con un tema centrale e espandendomi in materiali, tecniche e scadenze. Questo mi

aiuta a rimanere organizzato e a tenere traccia dei miei progressi."

- **Generazione di idee**: "Quando cerco ispirazione, creo mappe mentali per fare brainstorming su temi e concetti. Ogni ramo esplora un'idea diversa, che aiuta a stimolare la mia creatività."

- **Suggerimenti**: "Non aver paura di lasciare che le tue mappe mentali siano disordinate e colorate. Il processo creativo può essere caotico e le mappe mentali dovrebbero riflettere. Usale come spazio per esplorare liberamente le idee."

Lezioni apprese e consigli per i nuovi arrivati

1. **Abbraccia la flessibilità**

   - **Lezione**: "Le mappe mentali sono incredibilmente flessibili. Possono essere dettagliate o semplici a seconda delle tue esigenze. Non preoccuparti di renderle perfette; lascia che le tue mappe mentali si evolvano con te."

- ○ **Consiglio**: "Inizia con una mappa semplice per una singola attività o progetto. Man mano che ti senti più a tuo agio, puoi aggiungere più dettagli e complessità."

2. **La coerenza è la chiave**

- ○ **Lezione**: "La coerenza nell'uso delle mappe mentali è fondamentale. Più le usi, più diventano naturali ed efficaci."
- ○ **Consiglio**: "Rendi la mappatura mentale un'abitudine quotidiana. Dedica qualche minuto ogni giorno per aggiornare le tue mappe e pianificare le tue attività."

3. **Personalizza le tue mappe mentali**

- ○ **Lezione**: "Le mappe mentali dovrebbero riflettere il tuo stile e le tue preferenze personali. Personalizzabile in base alle tue esigenze."
- ○ **Consiglio**: "Utilizza colori, simboli e immagini che risuonano con te. Questa personalizzazione rende la mappatura mentale più piacevole e significativa."

4. **Integra le mappe mentali con altri strumenti**

- o **Lezione**: "Le mappe mentali possono essere integrate con altri strumenti organizzativi come calendari ed elenchi di cose da fare per una maggiore efficacia."
- o **Consiglio**: "Utilizza le mappe mentali per fare brainstorming e pianificare, quindi trasferisci gli elementi utilizzabili nel tuo calendario o nel task manager. Questa integrazione ti mantiene organizzato e aggiornato."

5. **Usa le mappe mentali per riflettere**

- o **Lezione**: "Le mappe mentali non servono solo per pianificare; sono ottime anche per riflettere e rivedere."
- o **Consiglio**: "Crea mappe mentali per riflettere su progetti completati o obiettivi personali. Analizza cosa ha funzionato bene e cosa potrebbe essere migliorato. Questa pratica ti aiuta a imparare e crescere."

Nel prossimo capitolo approfondiremo le tecniche avanzate di mappatura mentale ed esploreremo come massimizzare i benefici di questo potente strumento in vari aspetti della vita.

Parte 5

Iniziare il tuo viaggio di mappatura mentale

Capitolo 12

Guida passo passo per creare la tua prima mappa mentale

Intraprendere il tuo viaggio di mappatura mentale può essere un'esperienza emozionante e trasformativa. Questo capitolo fornisce una guida passo passo per aiutarti a creare la tua prima mappa mentale, completa di istruzioni dettagliate, esempi e suggerimenti per superare gli ostacoli iniziali. Che tu sia nuovo nel campo delle mappe mentali o desideri affinare le tue capacità, questi passaggi pratici ti metteranno sulla strada del successo.

Istruzioni dettagliate ed esempi

1. **Scegli il tuo argomento**

    o **Inizia in modo semplice**: seleziona un argomento semplice e pertinente alle tue esigenze attuali. Potrebbe trattarsi di un elenco di cose da fare quotidiane, di un piano di progetto o di idee per un brainstorming per un obiettivo personale.

    o **Esempio**: Creiamo una mappa mentale per pianificare un viaggio di fine settimana.

2. **Raccogli i tuoi materiali**

  o **Strumenti necessari**: puoi creare una mappa mentale utilizzando carta e penne colorate oppure puoi utilizzare strumenti digitali come software o app di mappatura mentale.
  o **Esempi di strumenti digitali**: MindMeister, XMind, MindNode e FreeMind.

3. **Crea il nodo centrale**

  o **Inizia dal Centro**: al centro della pagina o della tela digitale, scrivi l'argomento principale. Questo nodo centrale è il punto di partenza della tua mappa mentale.
  o **Esempio**: Scrivi al centro "Viaggio del fine settimana" e disegna un cerchio attorno ad esso.

4. **Aggiungi rami principali**

  o **Identificare le categorie chiave**: pensa alle principali categorie correlate al tuo argomento. Questi saranno i rami di primo livello che si irradiano dal nodo centrale.

- o **Esempio**: Per il "Viaggio del fine settimana", potresti avere rami come "Destinazione", "Alloggio", "Attività" e "Lista dei bagagli".

5. **Espanditi con i rami secondari**

- o **Suddividere le categorie**: per ogni ramo principale, aggiungi rami secondari per suddividere la categoria in dettagli più piccoli e più specifici.
- o **Esempio**: in "Destinazione", aggiungi rami secondari come "Città", "Trasporti" e "Tempo di viaggio". Nella sezione "Alloggio", aggiungi "Opzioni hotel", "Dettagli della prenotazione" e "Budget".

6. **Usa colori e immagini**

- o **Migliora l'attrattiva visiva**: utilizza colori diversi per ciascun ramo per rendere la tua mappa mentale visivamente accattivante e più facile da navigare. Aggiungi immagini o icone per rappresentare i punti chiave.

- Esempio: utilizza il blu per il ramo "Destinazione", il verde per "Alloggio" e così via. Aggiungi l'immagine di una valigia accanto a "Lista dei bagagli".

7. **Revisionare e rivedere**

- **Verifica la completezza**: rivedi la tua mappa mentale per assicurarti che tutti i dettagli rilevanti siano inclusi. Se necessario, rivedere e aggiungere più rami o sottorami.
- **Esempio**: assicurati di aver coperto tutti gli aspetti della pianificazione del viaggio, dall'organizzazione del viaggio agli elementi essenziali per l'imballaggio.

Suggerimenti per superare gli ostacoli iniziali

1. **Inizia in piccolo e semplice**

- **Consiglio**: Inizia con un argomento piccolo e gestibile per evitare di sentirti sopraffatto. Man mano che acquisisci maggiore dimestichezza con la mappatura mentale, puoi affrontare argomenti più complessi.

- ○ **Esempio**: Inizia con un elenco quotidiano di cose da fare prima di passare alla pianificazione del progetto.

2. **Esercitati regolarmente**

- ○ **Consiglio**: Rendi la mappatura mentale una pratica regolare. Più lo usi, più diventerà naturale. Metti da parte del tempo ogni giorno o settimana per creare mappe mentali per scopi diversi.
- ○ **Esempio**: utilizza la mappatura mentale per pianificare il tuo programma settimanale o raccogliere idee per un nuovo progetto.

3. **Sperimenta strumenti diversi**

- ○ **Consiglio**: prova diversi strumenti di mappatura mentale per trovare quello che funziona meglio per te. Sperimenta sia le opzioni cartacee che quelle digitali per vedere quale preferisci.
- ○ **Esempio**: usa un quaderno e penne colorate per alcune mappe mentali e prova app digitali come MindMeister o XMind per altre.

4. **Non aspirare alla perfezione**

- o **Consiglio**: Ricorda che le mappe mentali sono personali e possono essere disordinate o ordinate come preferisci. Concentrati sul catturare le tue idee piuttosto che sulla creazione di un'immagine perfetta.
- o **Esempio**: Consentiti di creare bozze approssimative e di perfezionarle in seguito, se necessario.

5. **Utilizza modelli ed esempi**

- o **Consiglio**: cerca modelli ed esempi di mappe mentali per trarre ispirazione e comprendere diversi modi per strutturare le tue mappe. Molti strumenti di mappatura mentale offrono modelli predefiniti per vari scopi.
- o **Esempio**: utilizza un modello di pianificazione del viaggio come punto di partenza per la mappa mentale del tuo viaggio del fine settimana.

6. **Incorpora feedback**

- **Consiglio**: se utilizzi le mappe mentali per progetti collaborativi, chiedi feedback agli altri. Ciò può fornire nuove prospettive e aiutarti a migliorare le tue mappe mentali.
- **Esempio**: condividi la mappa mentale del tuo progetto con i colleghi e chiedi i loro input e suggerimenti.

Esempio: creazione di una mappa mentale per un viaggio nel fine settimana

1. **Nodo centrale**: Scrivi al centro "Viaggio del fine settimana".
2. **Rami principali**:
   - **Destinazione**: Città, Trasporti, Tempo di viaggio
   - **Alloggio**: Opzioni hotel, Dettagli prenotazione, Budget
   - **Attività**: Visite turistiche, Ristorazione, Intrattenimento
   - **Lista imballaggio**: Abbigliamento, Articoli da toeletta, Articoli essenziali
3. **Rami secondari**:
   - **Destinazione**:

- Città: Parigi
- Trasporti: treno
- Tempo di percorrenza: 3 ore
- **Alloggio**:
  - Opzioni dell'hotel: Hilton, Marriott
  - Dettagli della prenotazione: numero di conferma, orario del check-in
  - Budget: $ 300
- **Attività**:
  - Da vedere: Torre Eiffel, Museo del Louvre
  - Ristorazione: Café de Flore, Le Jules Verne
  - Intrattenimento: crociera sulla Senna, Moulin Rouge
- **Lista imballaggio**:
  - Abbigliamento: jeans, magliette, giacca
  - Articoli da toeletta: spazzolino da denti, shampoo
  - Elementi essenziali: passaporto, portafoglio, caricatore del telefono

Seguendo questi passaggi e suggerimenti, puoi creare mappe mentali efficaci che ti aiutano a organizzare i tuoi pensieri, gestire le attività e raggiungere i tuoi obiettivi. La mappatura mentale è uno strumento versatile che può essere personalizzato per soddisfare le tue esigenze e preferenze specifiche, consentendoti di sfruttare tutto il potenziale del tuo cervello e di affrontare il tuo viaggio nell'ADHD con sicurezza.

Capitolo 13

Sviluppare un'abitudine alle mappe mentali

Creare l'abitudine alla mappatura mentale può essere un punto di svolta per le donne con ADHD. Stabilire questa pratica in modo coerente ti aiuterà a gestire le attività quotidiane, a ridurre lo stress e a migliorare la produttività generale. Questo capitolo fornisce strategie per mantenere coerenza e motivazione, stabilire obiettivi realistici e celebrare i progressi.

Strategie per la coerenza e la motivazione

1. **Inizia con una routine**

    o **Consiglio**: Integra la mappatura mentale nella tua routine quotidiana o settimanale. La coerenza è la chiave per sviluppare qualsiasi nuova abitudine.
    o **Esempio**: dedica 10-15 minuti ogni mattina o sera per creare o aggiornare le tue mappe mentali. Questo potrebbe far parte della tua pianificazione quotidiana o del tuo tempo di riflessione.

2. **Utilizza promemoria e allarmi**

- ○ **Consiglio**: utilizza promemoria o allarmi per spingerti a lavorare sulle tue mappe mentali. Suggerimenti coerenti possono aiutare a rafforzare l'abitudine.
- ○ **Esempio**: imposta un promemoria giornaliero sul telefono o sul calendario per dedicare del tempo alla mappatura mentale. Etichettarlo come "Tempo di mappatura mentale" per creare uno spazio dedicato a questa attività.

3. **Crea uno spazio dedicato**

- ○ **Consiglio**: designare un luogo specifico per la mappatura mentale. Avere una posizione coerente può rendere più semplice associare quello spazio all'attività.
- ○ **Esempio**: Prepara un angolo accogliente con una sedia comoda, un tavolo e i materiali per la mappatura mentale. Se preferisci gli strumenti digitali, tieni il tuo dispositivo pronto con l'app di mappatura mentale aperta.

4. **Incorporare le mappe mentali nelle abitudini esistenti**

- o **Consiglio**: collega la mappatura mentale con un'abitudine consolidata per facilitare l'adozione.
- o **Esempio**: Se hai l'abitudine di bere il caffè la mattina, abbinalo ad una veloce sessione di mappatura mentale. Col tempo, le due attività diventeranno naturalmente connesse.

5. **Mantienilo divertente e coinvolgente**

- o **Consiglio**: Rendi piacevole la mappatura mentale utilizzando colori, immagini ed elementi creativi. Mantenere il divertimento aumenterà la tua motivazione a farlo regolarmente.
- o **Esempio**: usa penne colorate, adesivi o icone digitali per rendere le tue mappe mentali visivamente accattivanti e coinvolgenti.

Stabilire obiettivi realistici e celebrare il progresso

1. **Stabilisci obiettivi piccoli e raggiungibili**

- o **Consiglio**: Inizia con obiettivi piccoli e gestibili per creare fiducia e slancio.

Aumenta gradualmente la complessità e la portata man mano che ti senti più a tuo agio.

- ○ **Esempio**: Inizia con la mappatura mentale delle tue attività quotidiane. Una volta che sei coerente con ciò, passa alla pianificazione di progetti o alla definizione di obiettivi a lungo termine.

2. **Tieni traccia dei tuoi progressi**

- ○ **Consiglio**: tieni traccia delle tue attività di mappatura mentale per monitorare i tuoi progressi e identificare le aree di miglioramento.
- ○ **Esempio**: mantieni un diario o un registro digitale delle tue mappe mentali. Rivedi settimanalmente per vedere come stai progredendo e apportare le modifiche necessarie.

3. **Festeggia le pietre miliari**

- ○ **Consiglio**: Festeggia i tuoi risultati, non importa quanto piccoli. Riconoscere i tuoi progressi ti manterrà motivato e rafforzerà l'abitudine.
- ○ **Esempio**: Concediti qualcosa di divertente quando raggiungi un traguardo

importante relativo alla mappatura mentale, come completare un piano di progetto o mantenere un'abitudine quotidiana alla mappatura mentale per un mese.

4. **Rifletti sui vantaggi**

- ○ **Consiglio**: Rifletti regolarmente su come la mappatura mentale ha influenzato positivamente la tua vita. Questa riflessione può rafforzare l'abitudine e mantenerti motivato.
- ○ **Esempio**: dedica qualche minuto ogni settimana a scrivere un diario sui benefici che hai riscontrato grazie alla mappatura mentale, come una migliore organizzazione, una riduzione dello stress o una migliore gestione del tempo.

5. **Regola e adatta**

- ○ **Consiglio**: Sii flessibile e disposto ad adattare il tuo approccio secondo necessità. Se qualcosa non funziona, prova una strategia o uno strumento diverso.
- ○ **Esempio**: Se trovi difficile attenersi a una routine quotidiana di mappatura mentale,

prova a passare a una sessione settimanale
o a incorporare la mappatura mentale in
una parte diversa della giornata.

**Esempio: stabilire obiettivi realistici e celebrare i
progressi**

1. **Obiettivo iniziale**: crea una mappa
mentale quotidiana per una settimana.

- o **Passi**:
    - ■ Imposta un promemoria
      giornaliero.
    - ■ Trascorri 10 minuti ogni mattina
      creando una mappa mentale per le
      attività della giornata.
    - ■ Tieni traccia dei tuoi progressi in
      un diario.

2. **Controllo avanzamento**: Dopo una
settimana, rivedi il tuo diario per vedere quanto
sei stato coerente e annota eventuali sfide o
successi.

3. **Prossimo obiettivo**: Espandilo alla
pianificazione di un piccolo progetto utilizzando
le mappe mentali.

- o **Passi**:

- Scegli un progetto semplice, come pianificare una gita in famiglia o organizzare uno spazio di lavoro.
- Crea una mappa mentale per delineare le fasi e la sequenza temporale del progetto.
- Rivedi e aggiorna regolarmente la mappa mentale.

4. **Celebrazione**: Alla fine del progetto, celebra i tuoi risultati. Concedetevi qualcosa di piacevole, come uno spuntino preferito o un'attività rilassante.

5. **Riflessione**: Rifletti su come la mappatura mentale ti ha aiutato con il progetto. Nota eventuali miglioramenti nell'organizzazione, nella chiarezza o nei livelli di stress.

Seguendo queste strategie e fissando obiettivi realistici, puoi sviluppare un'abitudine coerente alla mappatura mentale che migliora la tua capacità di gestire attività, progetti e obiettivi in modo efficace. Ricorda, la chiave del successo è la tenacia e l'adattabilità. Celebra i tuoi progressi, impara dalle tue esperienze e continua a perfezionare la pratica delle mappe mentali.

Conclusione

Riepilogo e incoraggiamento

Mentre raggiungiamo la conclusione di questo viaggio, prendiamoci un momento per riflettere sui punti chiave di "Mappatura mentale per donne con ADHD adulta: sfruttare tutto il potenziale del tuo cervello e potenziare il tuo viaggio nell'ADHD". Questo libro ti ha fornito una comprensione completa delle mappe mentali e del suo profondo impatto sulla gestione dell'ADHD.

Abbiamo iniziato esplorando le sfide uniche affrontate dalle donne con ADHD e il potere di trasformazione dell'accettazione e della consapevolezza di sé. Abbiamo approfondito il concetto di mappa mentale, ripercorrendone la storia e scoprendone i numerosi vantaggi. Dalla comprensione della scienza alla base della mappatura mentale e del modo in cui coinvolge il cervello dell'ADHD all'apprendimento di vari strumenti e tecniche, hai acquisito preziose informazioni su come incorporare efficacemente la mappatura mentale nella tua vita.

Nei capitoli successivi abbiamo esaminato le applicazioni pratiche delle mappe mentali in diversi ambiti della vita: personale, professionale, accademica e di cura di sé. Hai imparato come gestire la routine quotidiana, organizzare attività e progetti sul lavoro, aumentare la creatività, migliorare la gestione del tempo e pianificare routine di cura di sé. Abbiamo anche evidenziato storie di successo nella vita reale e testimonianze personali per ispirarti e motivarti.

Mentre intraprendi il tuo viaggio di mappatura mentale, ricorda che il processo è unico per te. Abbraccia la tua creatività, sii paziente con te stesso e celebra ogni traguardo, non importa quanto piccolo. Le competenze che hai acquisito ti consentiranno di affrontare le complessità dell'ADHD e di sfruttare tutto il potenziale del tuo cervello.

Parole di incoraggiamento e responsabilizzazione

Il tuo viaggio con l'ADHD è fatto di resilienza, forza e potenziale infinito. La mappa mentale è un potente strumento che può aiutarti a sbloccare la tua creatività, migliorare la tua organizzazione e raggiungere i tuoi obiettivi. È una testimonianza della tua capacità di adattarti e prosperare nonostante le sfide che affronti.

Credi in te stesso e nelle tue capacità. Hai il potere di trasformare la tua vita e trasformare i tuoi sogni in realtà. Ogni mappa mentale che crei è un passo verso una vita più organizzata, focalizzata e appagante. Abbraccia il viaggio, celebra i tuoi progressi e continua a imparare e crescere.

In attesa

Mentre continui il tuo viaggio con la mappatura mentale, continua a esplorare, sperimentare e affinare le tue tecniche. C'è sempre altro da imparare e scoprire. Le risorse e le comunità menzionate in questo libro sono lì per supportarti, fornirti ispirazione e connetterti con altri che condividono il tuo viaggio.

Ti incoraggio a condividere le tue esperienze e storie. Le tue intuizioni e risultati unici possono ispirare gli altri e contribuire a una comunità in crescita di donne che stanno rafforzando se stesse attraverso la mappatura mentale. Che si tratti di forum online, gruppi di social media o incontri locali, la tua voce è importante e può fare la differenza.

In chiusura, ricorda che non sei solo in questo viaggio. Fai parte di una comunità vivace e solidale di donne che stanno affrontando le sfide dell'ADHD con coraggio e determinazione. Mantieni la mappatura mentale, rimani motivato e continua a sfruttare tutto il potenziale del tuo cervello. Il tuo viaggio è appena iniziato e le possibilità sono illimitate.

Grazie per aver intrapreso questo viaggio con me. Non vedo l'ora di conoscere i tuoi successi e di vedere le incredibili mappe mentali che crei. Insieme, possiamo rafforzarci a vicenda e rendere i nostri viaggi con l'ADHD una fonte di forza e ispirazione.

9 798332 312564